陪你走过荆棘
——写给儿童肿瘤康复者的随访手册

PEI NI ZOUGUO JINGJI XIEGEI ERTONG ZHONGLIU KANGFUZHE DE SUIFANG SHOUCE

周 芬◎主编　金润铭◎主审

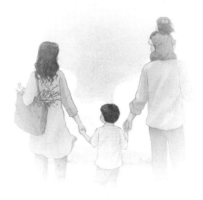

长江出版传媒
湖北科学技术出版社

图书在版编目（CIP）数据

陪你走过荆棘：写给儿童肿瘤康复者的随访手册 / 周芬
主编 .—武汉：湖北科学技术出版社,2024.2
ISBN 978-7-5706-3009-7

Ⅰ.①陪… Ⅱ.①周… Ⅲ.①小儿疾病－肿瘤－
康复－随访－手册 Ⅳ.① R730.9-62

中国国家版本馆 CIP 数据核字 (2024) 第 016328 号

策　　划：冯友仁　　　　　　　　　　责任校对：陈横宇　陈雨萌
责任编辑：常　宁　　　　　　　　　　封面设计：张子容
_____

出版发行：湖北科学技术出版社
地　　址：武汉市雄楚大街 268 号（湖北出版文化城 B 座 13—14 层）
电　　话：027-87679468　　　　　　　　　　　邮　　编：430070
_____

印　　刷：武汉科源印刷设计有限公司　　　　　　邮　　编：430299
_____

880×1230　　　　　1/32　　　　　　　4.5 印张　　　　110 千字
2024 年 2 月第 1 版　　　　　　　　　　2024 年 2 月第 1 次印刷
定　　价：32.00 元

杨　柳 （华中科技大学同济医学院附属协和医院）

杨盛力 （华中科技大学同济医学院附属协和医院）

余　慧 （华中科技大学同济医学院附属协和医院）

连仁浩 （华中科技大学同济医学院附属协和医院）

张　洁 （华中科技大学同济医学院附属协和医院）

张美玲 （华中科技大学同济医学院附属协和医院）

张元元 （华中科技大学同济医学院附属协和医院）

赵佳佳 （华中科技大学同济医学院附属协和医院）

周　芬 （华中科技大学同济医学院附属协和医院）

序　言

　　目前，恶性肿瘤已成为威胁儿童生命健康的最重要疾病之一，是造成儿童死亡的第二大类疾病。根据世界卫生组织（World Health Organization, WHO）的统计，全球每年约有25万名儿童罹患恶性肿瘤，其中最多见的是白血病，其次是中枢神经系统肿瘤和淋巴瘤，其他如软组织肉瘤、神经母细胞瘤以及肝、肾、骨骼、生殖器官等部位肿瘤的发病率呈上升趋势，意味着近百年或更长时间内恶性肿瘤依然是威胁儿童生命健康和影响其生活质量的重要因素，也是儿童肿瘤临床诊治研究者、社会工作者及医务人员需要特殊关注的。随着现代放化疗、药物靶向治疗、免疫治疗、细胞治疗、基因编辑治疗等技术的发展，儿童期恶性肿瘤的治愈率、临床缓解率等均取得了极大的进步，如急性淋巴细胞白血病及急性早幼粒细胞白血病的5年生存率已超过90%，肝母细胞瘤、肾母细胞瘤、恶性淋巴瘤等实体肿瘤的5年生存率也超过了

80%，慢性髓细胞白血病在单个靶向药物酪氨酸激酶抑制剂（tyrosine kinase inhibitors，TKI）的控制下5年生存率已超过90%。这些数据显示曾经令人闻之色变的不治之症——儿童期恶性肿瘤已进入慢性病管理的时代，而经过有效治疗获得治愈或临床缓解的儿童在未来人生旅途中如何规避不测、及时发现可能的后遗症是社会、家庭最需要关注的问题，这关系到他们未来的发展方向和生活中的取舍。

如何做好儿童肿瘤康复者的长期随访和健康管理？目前还没有一本专业的指导性图书！华中科技大学同济医学院附属协和医院儿科周芬教授在十余年的儿童血液肿瘤临床研究和疾病诊治的基础上，经过近三年儿童血液肿瘤随访门诊工作的积累，在繁忙的临床、教学、科研工作之余，呕心沥血地撰写了这部《陪你走过荆棘——写给儿童肿瘤康复者的随访手册》。该书全面介绍了如何保护儿童肿瘤康复者各器官（包括全身重要脏器、男女生殖器官）的正常功能、心理、教育等众多问题，同时提出如何尽早发现和防治可能出现的第二肿瘤，目的是使儿童肿瘤康复者经医生的长期随访和指导，身体更加健康、生活质量更好，成为对社会和家庭有益的健康个体。全文通俗易懂、文笔流畅、可读性强，兼具医学专业性和科学普及性，值得从事肿瘤专业的医护工作者、社会工作者、儿童肿瘤康复者及家属学习、参考，希望本书的刊印能得到社会的广泛关注并造福于所有儿童肿瘤康复者。

　　谨此作序，不当之处敬请各位医学专家和读者批评指正。

华中科技大学同济医学院附属协和医院儿科二级教授、主任医师

中华医学会儿科罕见病学组副组长

中国抗癌学会儿童肿瘤专业委员会副主任委员

中国医师协会儿童血液肿瘤专业委员会副主任委员

2023 年 10 月 20 日于武汉

前　言

　　自 2008 年读博始，我就在华中科技大学同济医学院附属协和医院儿童血液肿瘤科从事临床诊治工作。十余年来，我治愈了很多血液肿瘤儿童，但我发现治疗结束后这些治愈的孩子和我就很少有联系了。随访时我发现有的家属留存的电话号码已经变更了，联系不上了；有的孩子已经换了名字，换了居住地，再也联系不上了。他们倒底过得怎么样？是不是和其他的孩子一样生活、工作？一个个的问题，是一份份的牵挂，无处解答和安放。

　　繁忙的临床工作从未停止，我心里一直想完善的随访工作也没有着落。直到 2016 年，作为中国抗癌协会小儿肿瘤专业委员会儿童急性淋巴细胞白血病协作组的一员，我被选派到美国参加圣裘德（St. Jude）儿童研究医院组织的培训学习，短短一个月左右的学习，让我了解了全球治疗儿童白血病的权威医院在治疗白血病过程中的全程、全方位的健康管理模式和理念，特别是对儿童肿瘤康复者的长期规范化随访给我留下了深刻的印象，也燃起了我对随访工作的热情。自那时起，我翻阅了大量的文献，对监测和干预儿童肿瘤治疗的远期不良反应有了极大的关注和深入的了解。

回国后，当我还在思考为结束抗肿瘤治疗的孩子们提供什么样的医疗服务时，有家长问我："周医生，我们化疗结束后需要注意什么呢？如果有问题找哪些医生看病呢？"有的家长还和我诉苦："周医生，有的医生听说我们得过白血病，都不敢给孩子看病，真是看病难呀！"这些声音告诉我，我们团队有必要开设儿童肿瘤康复者的随访门诊，帮助孩子们监测远期不良反应并给予健康指导。由于远期不良反应涉及人体各个系统，我们组建了由血液肿瘤科、内分泌科、心血管科、神经内科、五官科等多学科专家参加的多学科综合诊疗（multidisciplinary treatment，MDT）团队，为儿童肿瘤康复者的健康保驾护航。

在以后的工作中，我们面临了各种各样的困难，比如有的家属对远期不良反应及随访的意义不够了解或不重视，于是我们通过一期一期的科普讲座为大家答疑解惑；有的家属在结束治疗后不想再回伤心地，或害怕孩子知晓白血病病史而不来随诊；有的家属因为路途遥远或时间不方便而不来随诊……总之，儿童血液肿瘤随访门诊开展得并不顺利，但我们一直在不断努力推进这项有意义的工作。近一年来，我们制订了随访手册，确定了随访内容，目前已规律随访急性淋巴细胞白血病康复者 50 余人，其中从初诊算起，时间最久的已经超过 7 年了。通过随访，我们发现问题主要是内分泌异常（如肥胖）、心脏结构轻度异常及肺功能异常。我们不定期地组织 MDT 团队解读随访结果，并告知后期的随访计划和健康指导。儿童血液肿瘤随访门诊在大家的努力下正在良好发展。

为更好地全程、全方位服务儿童肿瘤患者的医疗工作，我与志同道合的同事参考国内外相关指南，结合中国国情，撰写了本书，希望对儿童血液肿瘤患者及家属、从事儿童血液肿瘤工作的医护同道有一定的帮助，更希望如书名所说，能陪孩子们一起走过荆棘，迎接健康美好的明天！

本书旨在科普，不当之处敬请批评指正，若有不适，敬请咨询专业医生。

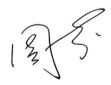

华中科技大学同济医学院附属协和医院儿科教授、主任医师、博士生导师

湖北省青年拔尖人才

中国抗癌协会小儿肿瘤专业委员会委员

湖北省抗癌协会小儿肿瘤专业委员会常务委员兼秘书

2023 年 11 月 8 日于武汉

目　录

第一章
抗肿瘤治疗后的长期随访简介

抗肿瘤治疗之路漫长而艰难，儿童时期完成治疗者都是坚强勇敢的战士。他们不再是肿瘤患者，而是健康人，可以正常生活、学习和工作。然而抗肿瘤治疗的化学药物、放射线等可造成远期不良反应，影响儿童肿瘤康复者的生活质量甚至寿命，为了更健康地生活，最好在专科医生指导下长期随访。

随访是指医生或医疗机构向曾在该医疗机构诊治的肿瘤患者了解其健康状况和治疗结果，并进行必要的医疗指导，以巩固疗效，使其完全康复。肿瘤患者在结束治疗后，一定要重视定期复查，及时发现是否复发、是否有其他的并发症。儿童肿瘤康复者长期随访的目标是尽可能地保持健康状态，在生活、学习和工作上可以和正常儿童一样。所以，即使完成了抗肿瘤治疗，也请定期接受医疗随访。通常情况下，建议继续在提供抗肿瘤治疗的医生处随诊，若有需要再转诊至其他专科医生处。关于长期随访，您首先需要知道以下与健康相关的内容。

一、抗肿瘤治疗小结

确诊并治疗肿瘤满 5 年后即进入长期随访阶段，首先需要提供您的抗肿瘤治疗记录。这份记录称作抗肿瘤治疗小结，应包括以下信息。

（1）疾病名称、诊断日期及发生部位。

①所有诊断的日期及描述。②就诊医院的名称、地址及联系方式。③主管医生的名字、联系方式。④治疗结束的日期。

（2）抗肿瘤治疗中所有化疗药物的名称、剂量，如有特殊的治疗，应尽可能详细。

①蒽环类药物如柔红霉素或阿霉素的总剂量。②阿糖胞苷、氨甲蝶呤的给药途径——是口服还是静脉给药。如果为静脉给药，需要注明是大剂量（单次给药 1000 mg/m² 或以上）还是标准剂量。③卡铂需要注明是否用作造血干细胞移植前的清髓治疗。④如果可能的话，其他化疗药物的剂量及给药途径也应记录。

（3）抗肿瘤治疗中的放疗信息。

①接受放疗的部位。②放疗总剂量。

（4）手术的名称及日期。

（5）是否接受过造血干细胞移植？移植后是否发生慢性移植物抗宿主病？

（6）其他抗肿瘤治疗的方式，如放射性碘治疗或生物免疫治疗。

（7）所有严重并发症的名称、发生日期及处理措施。

妥善保管您的抗肿瘤治疗小结，以便在随访过程中提供给接诊的医生。表1是抗肿瘤治疗小结模板。

表1　抗肿瘤治疗小结模板

基本信息	
姓名：＿＿＿＿＿＿＿＿	性别：男□　女□
出生日期：＿＿年＿＿月＿＿日	住院号：＿＿＿＿＿＿＿＿
确诊日期：＿＿年＿＿月＿＿日	治疗结束时间：＿＿年＿＿月＿＿日
邮箱或微信：＿＿＿＿＿＿＿＿	电话：＿＿＿＿＿＿＿＿

续表

诊断			
1	____年____月____日	急性B淋巴细胞白血病	低危□　中危□　高危□
2	____年____月____日		
3	____年____月____日		
4	____年____月____日		

治疗

化疗药物剂量

药物	给药途径	剂量/$(mg \cdot m^{-2})$	主要影响
柔红霉素	静脉滴注		心脏、第二肿瘤
长春新碱	静脉滴注		神经病变
环磷酰胺	静脉滴注		膀胱、睾丸、第二肿瘤
大剂量氨甲蝶呤	静脉滴注		认知障碍、骨骼
大剂量阿糖胞苷	静脉滴注		认知障碍
糖皮质激素	静脉滴注		骨骼、眼睛

严重并发症

事件	时间	转归
严重肺部感染□		
急性胰腺炎□		
深静脉血栓□　部位(　　)		
重要脏器出血□　部位(　　)		
心脏相关异常□　症状□　B超□		
抽搐□		
其他(腹腔脏器感染)□		

续表

手术	
日期	手术

放疗				
开始时间	结束时间	放疗类型	部位	累积剂量

移植		
时间	移植类型	免疫抑制药物

血液制品 / 集落刺激因子	
血液制品	有☐　无☐
集落刺激因子	有☐　无☐

二、随访安排

儿童肿瘤康复者每年至少接受一次随访。在接受随访时，请告知医生抗肿瘤治疗后的身体健康状况，包括新的疾病名称、相关检查结果及进展情况。医生会根据您的个人情况制订适合您的最佳随访方案。进入长期随访阶段后，您可以选择在曾抗肿瘤治疗的医院或家附近的医疗机构完成一次全面体检，以便让医生了解您的情况，这样在您受伤或生病时可及时顺利地就医。如果发生了与肿瘤治疗相关的问题，可以先与曾负责您抗肿瘤治疗的医生联系。

三、儿童抗肿瘤治疗后的晚期并发症

抗肿瘤治疗后出现的问题称为晚期并发症。大多数长期存活的儿童肿瘤康复者没有严重的晚期并发症，但是只要出现问题，就需要及早发现和处理，只有这样才能避免不良的后果。所以，您十分有必要了解抗肿瘤治疗后可能出现的晚期并发症。

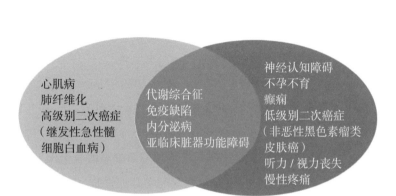

1. 生长发育问题

儿童时期的抗肿瘤治疗，特别是头部或脊柱部位的放疗，会减缓生长的速度。每年定期测量身高可帮助判断生长发育是否正常。如果有生长迟缓的风险，医生会推荐进一步的检查和治疗。

2. 心脏问题

少数接受了胸部放疗或蒽环类药物治疗的儿童肿瘤康复者可能会出现心脏问题，如心律失常、心功能不全等。发生心脏问题的危险因素：蒽环类药物累积剂量越大发生心脏问题的可能性越大；年龄越小即心脏发育未完成之前接受治疗的患者出现心脏问题的可能性更大。对于高危人群，随访过程中需要定期监测心功能，如果检查结果有问题应请心血管科专家会诊。

3. 生育能力问题

全身或生殖器官的放疗以及某些抗肿瘤药物的使用可能会影响

生殖器官的发育及生育能力。一些儿童肿瘤康复者在以后的人生中会出现青春期推迟、不孕不育或更年期提前等问题。如果您有相关问题，一定要告诉您的医生，他们可以通过相关检查来进一步诊断，必要时可以请专科医生指导诊治。

4. 甲状腺问题

头颈部的放疗有时会导致甲状腺功能异常。甲状腺素影响生长发育和代谢，抽血化验可以检测甲状腺素水平。如果有甲状腺功能减退，可以通过口服药物来治疗。

5. 继发第二肿瘤的问题

有些化疗药物和放疗会增加其他肿瘤的发病风险。一些儿童肿瘤康复者可能有增加继发肿瘤发病风险的基因突变。吸烟、过度日晒、接触其他的有害化学物质和不良生活习惯都可能导致风险增加。您可以向医生咨询降低风险以及早期发现常见肿瘤的方法。

6. 生活、学习和工作的问题

一些抗肿瘤治疗可能会导致生活、学习和工作上的问题，可以寻求心理医生的帮助。

7. 心理问题

也许您没有身体上严重的并发症，但抗肿瘤治疗及治疗后的晚期并发症可能会引起您的焦虑。最好及早发现并立即处理，不要让焦虑影响您的健康。

总之，在儿童时期接受抗肿瘤治疗是一种难熬的经历。成功完成治疗后，您会学到很多东西。至少跟确诊肿瘤之前相比，您更加坚强了。在今后继续前进的路上，这份坚强就是您的优势。坚持定期随访，活得更加健康，是完成抗肿瘤治疗后的最终目标。

第二章

如何通过饮食和体育锻炼保持健康

对每位儿童肿瘤康复者来说，儿童时期所患的肿瘤对营养和体力活动的影响是不同的。肿瘤对营养状态的影响呈多种表现，有的人消瘦，难以增加体重；而有的人过度肥胖。体育锻炼对于保持身体健康十分重要。肿瘤病史及抗肿瘤治疗经历不应成为不良饮食或不锻炼的借口。同没患过肿瘤的人一样，许多儿童肿瘤康复者存在不良的生活习惯，现在是时候开始健康饮食和适度锻炼了，因为这些对您的健康有长远的正面影响。

丰富的营养和定期锻炼对儿童肿瘤康复者有很多好处，包括：

（1）促进抗肿瘤治疗后组织器官的愈合。

（2）增强力量与耐力。

（3）降低某些肿瘤及其他疾病的发病风险。

（4）减轻压力，增加幸福感。

一、制订健康的营养计划

营养物质是指人体从外界吸收以维持生长发育等生命活动的物质。人体为了维持生命健康，保证生长发育、体力活动和学习思考，必须不断从食物中摄取营养物质。营养物质包括蛋白质、脂肪、碳水化合物、维生素、水和膳食纤维等。只有合理膳食、均衡摄入各种营养物质，才能维持身体健康。

针对儿童肿瘤康复者今后人生的健康饮食，建议如下：

（1）饮食多样化。

（2）每天摄入一定量的水果和蔬菜，包括柑橘类水果、深绿色和深黄色蔬菜。

（3）多吃高纤维食物，如全麦面包、谷类食物。

（4）限制精制碳水化合物，如糕点、饮料和糖果的摄入。

（5）通过烘烤或煮的烹饪方式减少食物中的脂肪含量。

（6）限制红肉的摄入量，可用鱼肉、家禽或豆类代替；吃肉时选择瘦肉并控制食用量。

（7）少吃油炸类和高脂肪食物，如薯条、薯片、芝士汉堡、比萨等。

（8）选择低脂型的牛奶及奶制品。

（9）尽量喝 100% 纯果汁或蔬菜汁，一天不超过 120 ml。

（10）避免腌制、熏制、炭烤食物。

（11）按《中国居民膳食指南（2022）》建议：成年人应限制酒精摄入量，一天饮用的酒精量不超过 15 g。儿童、青少年、孕妇、哺乳期妇女以及慢性病患者不应饮酒。

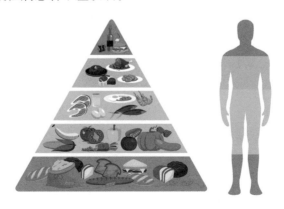

如果您需要减肥，最好咨询营养师，制订营养计划。务必确定减肥药或膳食补充剂是否真的安全。为确保营养计划有效，您应该问自己以下问题：

（1）您是否有希望达到目标体重？

（2）营养计划里的食物您是否能长期坚持食用，而不仅仅是几周或几个月？

（3）营养计划中的食物种类是否足够丰富？

（4）营养计划中的食物易于获取吗？

（5）营养计划是否与您的生活方式、日常安排及预算相符？

（6）营养计划是否包括有助于持续减重的生活方式改变？

二、制订健康的锻炼计划

在开始执行锻炼计划之前，建议先咨询医生哪些运动项目对您而言是安全的、哪些运动项目您应该避免参加。

1. 制订锻炼计划时，请问自己以下问题

（1）基于您目前的力量和耐力，您的计划是否可行？

（2）对您而言这些运动项目安全吗？

（3）这个计划契合您的生活方式和日常安排吗？

（4）新的运动项目是否需要特定器材及防护装备，您能否负担这些花费？

（5）您是否有特殊的原因需要对运动项目进行调整？

（6）您喜欢这些运动项目吗？

2. 以下是一些有助于执行锻炼计划的建议

（1）循序渐进，不要尝试过于剧烈或者可能造成肌肉拉伤的运动。

（2）运动前充分热身，运动后调整放松，如拉伸或者简单的小幅

度活动。

（3）锻炼姿势应正确。

（4）锻炼到您感觉疲惫，而不是疼痛为止。

（5）明确您想要增强的肌群，选择作用于目标肌群的运动项目。

（6）交替锻炼身体不同部位的肌肉。

（7）穿戴合适的装备和鞋子，避免运动损伤。

（8）避免在坚硬地面上跑步或跳舞。

（9）每周锻炼强度增加不超过 10%。

根据美国癌症协会推荐，儿童肿瘤康复者需要进行一定强度的体力活动。成年后每周应进行至少 150 min 的低强度体力活动（快走、骑自行车、做家务等）或者 75 min 的高强度体力活动（跑步、跳有氧健身操等），或者两者相结合。儿童和青少年每天应进行至少 60 min 的体力活动，一周至少有 3 d 进行高强度体力活动。

以下建议可以帮助您在以后的人生里把体力活动纳入日常安排。

（1）把车停在距离工作地点稍远的地方，这样每天可以多步行一段路。

（2）每天留出 30 min，用于散步。

（3）爬楼梯而不是坐电梯。

（4）如果您的工作需要久坐，建议每隔 1 h 站起来拉伸一下肌肉，午餐或休息时间散散步。

（5）外出骑自行车。

（6）如果您家养狗，每天出门遛狗。

（7）多做家务，而不是坐着看电视或者玩电脑。

（8）在健身用的固定自行车或者跑步机上看电视、看报纸。

（9）积极计划家庭出游，而不是出门看电影。

（10）和您喜欢的朋友一起锻炼。

（11）加入运动队。

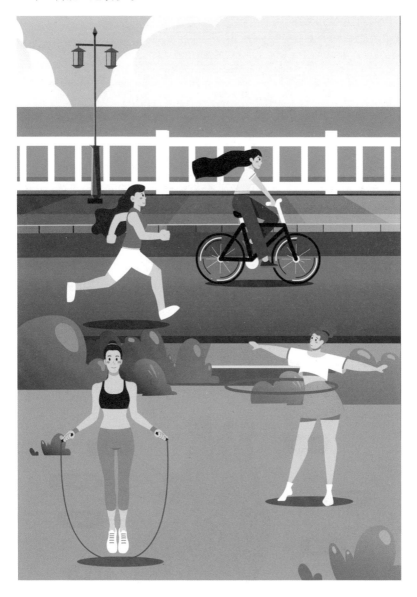

第三章

如何保持心脏健康

绝大多数儿童肿瘤康复者不会发生严重心脏问题，但一些在儿童时期接受特别治疗的人可能会发生。心脏问题常在抗肿瘤治疗多年后仍发生，儿童肿瘤康复者只有知晓了这一点，才会采取措施保持心脏健康，比如定期体检、监测心脏功能。一旦出现心脏问题，可以及时发现并治疗。

一、心脏是如何工作的?

心脏作为一个以肌肉组织为主的器官，是身体循环系统的中心。心脏负责供血、运输氧气和营养物质到人体各个组织。心脏由左右

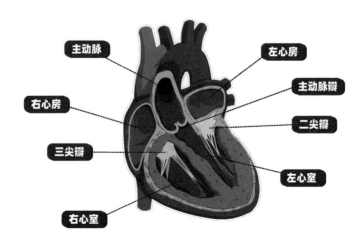

两个心房和两个心室组成。协同工作，完成泵血。心脏瓣膜引导血流进入心室和血管。心跳的节奏、心脏的收缩频率是由窦房结发送电冲动到心脏不同部位引发的。心包是一层薄膜，包围并保护心脏，将它固定在胸部。

二、什么类型的抗肿瘤治疗会导致心脏问题？

1.蒽环类药物化疗

蒽环类药物是一类用于治疗儿童肿瘤的化疗药物，主要的不良反应是心脏毒性。常用的蒽环类药物包括以下几种：

（1）14-多柔比星。

（2）柔红霉素。

（3）去甲氧基柔红霉素。

（4）米托蒽醌。

（5）表柔比星。

2.放疗

心脏或周围组织的放疗也可以引起心脏损伤，常见的辐射区域如下：

（1）胸或胸部（包括胸膜、纵隔和腋窝）。

（2）脊柱。

（3）腹部。

（4）全身。

三、抗肿瘤治疗后会出现哪些心脏问题？

（1）心肌细胞受损，导致心脏不能正常收缩和舒张（心室功能异常、心肌病）。

（2）传导电冲动异常、控制心脏节律的电通路被瘢痕损坏，导致心率异常快、异常慢或心跳不规律（心律失常）。

（3）心脏瓣膜受损，造成瓣膜僵硬或关闭不全（瓣膜狭窄或关闭不全）。

（4）心脏的保护层发生炎症（心包炎）或创伤（心包纤维化）。

（5）心脏血管形成瘢痕或被阻塞（冠状动脉疾病），阻止氧气和养料运输到心脏及其他组织。

严重的情况下，这些问题会导致心脏组织的死亡（心力衰竭、猝死）、危险的心脏节律（心律失常）或不能提供正常心脏供血（心肌梗死）。

四、不同抗肿瘤治疗与哪些心脏病有关联？

（1）蒽环类药物可能导致心脏功能问题，如心室收缩或舒张功能异常、心肌病和心律失常。

（2）放疗可能引起心脏组织纤维化、瘢痕形成和硬化，导致心律失常、心肌问题（心肌病）、心脏瓣膜问题（瓣膜狭窄或关闭不全）、血管问题（冠状动脉疾病）及心脏周围膜的问题（心包炎或心包纤维化）。

五、心脏病有哪些其他的危险因素？

肥胖、高血压、高脂血症、高甘油三酯水平血症及糖尿病会增加抗肿瘤治疗相关心脏病的发病风险。如果有以上疾病的家族史，患心脏病的风险就会增加。

心脏病在更年期后的女性中更为常见，所以更年期出现较早的儿童时期抗肿瘤治疗的女性存在高风险。

吸烟、久坐和高脂肪饮食都可增加患心脏病的风险。

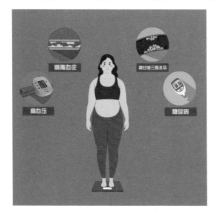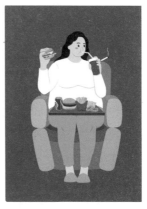

六、罹患心脏病的高危人群有哪些?

儿童抗肿瘤治疗后患心脏病的风险与多种因素有关。

（1）抗肿瘤治疗时患者的年龄越小，风险越大。

（2）化疗时蒽环类药物的总剂量越大，风险越大。

（3）胸部放疗的总剂量越大，风险越大。

（4）辐射区域内的心脏组织量越多，风险越大。

（5）治疗中使用了其他影响心脏功能的药物。

（6）其他影响心脏功能的因素存在。

大多数接受蒽环类药物化疗或胸部放疗的儿童肿瘤康复者，不会有严重心脏损伤。少数康复者的心脏大小或功能有轻微的变化，并且不会随着时间的推移而恶化。只有小部分的康复者会发展成严重的心脏病，最终导致心脏衰竭或严重的心律失常。在所有抗肿瘤治疗相关的心脏病风险因素中，最重要的是接受高剂量蒽环类药物化疗或胸部放疗，尤其是在年幼时同时接受这两种治疗。接受相同的治疗后，有的儿童肿瘤康复者出现了严重心脏问题，而有的人没有，目前尚无预测方法，可能与基因多态性等因素有关。因此，对于接受过蒽环类药物化疗或胸部放疗的儿童肿瘤康复者而言，定期检查心脏非常重要，不可忽视。这样一旦问题发生，就可以及时发现并接受治疗。

七、心脏问题的症状有哪些？

（1）轻至中度心脏问题可能没有明显症状，只能通过心脏超声、心电图或心血管造影等心脏检查才能发现。

（2）呼吸短促。

（3）头晕。

（4）轻微头痛、昏迷或半昏迷。

（5）疲劳，影响日常锻炼或正常活动。

（6）胸痛，感觉胸腔被重压或塞满，并放射至手臂、面部（如下巴），伴流汗、呕吐或呼吸短促。

（7）胸部中心或左侧刺痛，常在深呼吸时加剧。

（8）脚或脚踝处明显肿胀，在水肿区域深压几秒后可见凹陷。

（9）不间断的咳嗽和喘息。

（10）阵发性心动过速或颤动。

（11）阵发性不规律心跳（感觉心脏要跳出来）。

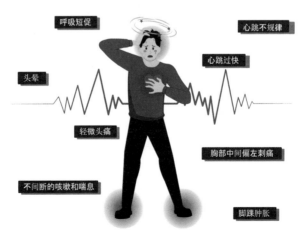

八、运动如何影响心脏？

有氧运动如散步、跑步对心脏是安全和健康的。然而，某些类型的运动如举重和摔跤对心脏来说负担过大。当一个人蹲举很重的杠铃时，心脏必须努力工作，人呈紧绷状态时血压会升高。反复推举较轻的杠铃时心脏负担较小，相对是安全的。

建议接受过蒽环类药物化疗或胸部放疗的儿童肿瘤康复者在开始锻炼之前咨询医生。如果选择剧烈运动，请与心血管科专家讨论，由医生给予适当的指导。

九、可以使心脏问题恶化的其他因素有哪些？

接受蒽环类药物化疗和放疗后，心脏可能无法处理突然发生的心率加快、血压增高、循环血量增加等变化，以上变化可发生在怀孕期间或高热时。因此，如果您的抗肿瘤治疗中包含了影响心脏功能的药物，请让医生知晓，以便采取措施减少怀孕或高热等对心脏的影响。

有些药物能增加心脏负担，如减肥药、麻黄。这类药物与接受过蒽环类药物化疗的儿童肿瘤康复者的心功能恶化甚至死亡有关。

十、有什么特别的预防措施吗？

心脏瓣膜异常、患慢性移植物抗宿主病的儿童肿瘤康复者在接受口腔科手术或其他侵入性治疗前，请询问您的医生及心血管科专家是否需要使用抗生素来预防心内膜炎。因为这些治疗可能会引起细菌入血，从而使心脏发生严重感染（如心内膜炎）。

十一、心脏检查有哪些？

1. 心电图

心电图是一种用来评估心脏电活动的检查。医生将电极片（有黏性的小块）放置在胸部、腕部和踝部，电线连接电极，然后就可以记录心脏的电活动了。

2. 超声心动图（心脏超声）

用来测试心肌功能以及心脏泵血功能。被检者平躺，医生把导电凝胶涂抹于胸部，稍用力地将探头（换能器）放置在胸部心脏位置，以获得不同视角的心脏图片。因为需要有轻微的压力施加在探头上，所以有时会引起不适。检查结果最终显示在仪器上，供医生后续研究及报告用。通过心脏超声可以了解心脏泵血是否正常、心脏瓣膜能否正常闭合。

3. 心脏运动试验

心脏运动试验可评估心脏在超负荷运行状态下的情况。最常见的心脏运动试验是让患者在跑步机上行走，医生持续监测其行走之前、行走过程中及行走后的症状、心电图和血压，以此来评估其心脏耐受程度及供血能力。

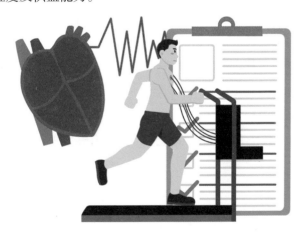

十二、抗肿瘤治疗相关的心脏问题，需要怎样监测?

接受蒽环类药物化疗或胸部放疗的儿童肿瘤康复者应该每年做一次全身体检，特别需要关注的是一切与心脏有关的症状。建议将超声心动图纳入第一次长期随访计划中，心电图检查应该放入长期随访计划中并定期监测。具体的随访及检查频率可以参考下文，或遵循医生的建议。

1. 超声心动图

儿童肿瘤康复者接受超声心动图检查的情况见表2。

表2 儿童肿瘤康复者接受超声心动图检查情况

蒽环类药物化疗总剂量	辐射剂量①	建议检查频率
$< 100 \ \text{mg/m}^2$	$< 15 \ \text{Gy}$	无需
$< 100 \ \text{mg/m}^2$	$15 \sim\ < 30 \ \text{Gy}$	每5年1次
$100 \sim\ < 250 \ \text{mg/m}^2$	$< 15 \ \text{Gy}$	每5年1次
$100 \sim\ < 250 \ \text{mg/m}^2$	$\geq 15 \ \text{Gy}$	每2年1次
任意剂量	$\leq 30 \ \text{Gy}$	每2年1次
$\geq 250 \ \text{mg/m}^2$	任意剂量	每2年1次

注：①根据对心脏有潜在影响的辐射剂量[包括对胸部、腹部、脊柱(胸部、全身)、全身放疗]。

2. 心脏运动试验

对于心脏或周围组织接受辐射剂量为30 Gy(3000 cGy)及以上，或辐射剂量为15 Gy(1500 cGy)及以上并接受蒽环类药物化疗的儿童肿瘤康复者，建议在放射后5～10年内完善心脏运动试验。该试验需要在有经验的放疗科医生和心血管科医生的指导下进行。

3. 血液检查

心脏或周围组织接受放疗的儿童肿瘤康复者应该每 2 年进行一次血液检查，包括血脂、空腹血糖、糖化血红蛋白等与心脏病有关的项目。

接受过以下任何一种抗肿瘤治疗的女性康复者，如果准备受孕或已经怀孕，建议请心血管科专家评估心脏情况。

（1）蒽环类药物化疗总剂量为 250 mg/m² 或以上。

（2）心脏或周围组织辐射剂量为 30 Gy（3000 cGy）或以上。

（3）心脏或周围组织接受放疗剂量为 15 Gy（1500 cGy）或以上联合蒽环类药物（任何剂量）化疗。

所以心脏监测对于怀孕或准备受孕的儿童肿瘤康复者来说十分必要，孕晚期、分娩时会使心脏产生额外的负担，建议在怀孕前、妊娠期间，特别是孕晚期和分娩前，定期检查超声心动图。

十三、如果检测到心脏有问题怎么办?

由心血管科医生为您后续的检查、治疗及生活中的注意事项提供建议。

十四、怎么预防心脏病?

随着年龄的增长，某些心脏病（如动脉硬化）发生的风险增加。增加心脏病风险的因素包括吸烟、超重、高脂肪饮食、不锻炼等。增加心脏病风险的疾病包括糖尿病、高血压和高脂血症。

您可以通过以下方式减少罹患心脏病的风险。

（1）戒烟。

（2）保持健康的体重。

（3）限制饮食中的脂肪摄入，使其不超过总热量的 30%。

（4）定期锻炼。

如果您有糖尿病、高血压或高脂血症，建议在医生的指导下通过饮食或药物治疗使它们得到良好控制。及时向医生报告任何心脏问题相关的症状。

第四章

如何预防心血管并发症

随着年龄的增长，人们罹患心脏病、脑卒中等心血管疾病的风险逐渐增加。儿童肿瘤康复者在以后的人生中患心血管疾病的高危因素包括：①超重或肥胖；②高血压；③胆固醇水平异常；④高血糖；⑤吸烟。

在儿童时期接受抗肿瘤治疗会增加心血管疾病的发生风险。所以，儿童肿瘤康复者应该意识到风险的存在，养成健康习惯，这样才能将心血管疾病防患于未然。

一、超重或肥胖的高危因素有哪些？

1. 治疗因素

（1）头部放疗（尤其是剂量在 18 Gy 及以上的放疗）。

（2）脑部手术对中脑（包含垂体）的影响。

2. 其他已知风险因素

（1）暴饮暴食。

（2）饮食中脂肪和糖类含量高。

（3）无规律的体育锻炼。

（4）甲状腺功能减退症。

（5）生长激素缺乏或水平过低。

二、高血压的高危因素有哪些?

1. 治疗因素

导致肾脏损伤的治疗会增加高血压的患病风险,包括:

(1)异环磷酰胺化疗。

(2)顺铂化疗。

(3)卡铂化疗。

(4)氨甲蝶呤化疗。

(5)腹部、侧腹或全身放疗(累及肾脏)。

(6)摘除了一个肾。

(7)造血干细胞移植(特别是并发慢性移植物抗宿主病)。

2. 其他已知风险因素

(1)超重或肥胖。

(2)高血压家族史。

(3)无规律的体育锻炼。

(4)饮食中脂肪和糖类含量高。

三、导致胆固醇水平异常(包括高甘油三酯和高密度脂蛋白偏低)的高危因素有哪些?

1. 治疗因素

(1)全身放疗。

2. 其他已知风险因素

(1)超重或肥胖。

(2)胆固醇水平异常的家族史。

(3)无规律的体育锻炼。

(4)饮食中脂肪和糖类含量高。

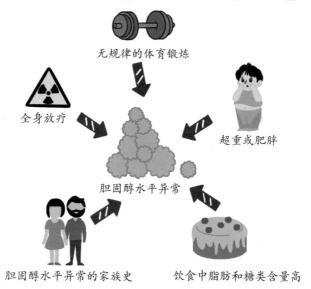

无规律的体育锻炼

全身放疗

超重或肥胖

胆固醇水平异常

胆固醇水平异常的家族史

饮食中脂肪和糖类含量高

四、高血糖的高危因素有哪些?

1.治疗因素

（1）腹部放疗。

（2）全身放疗。

（3）长期使用糖皮质激素，如泼尼松或地塞米松。

2.其他已知风险因素

（1）超重或肥胖。

（2）糖尿病家族史。

五、如何判断自己是否超重或肥胖?

测量自己的身高、体重，然后计算体重指数（body mass index，BMI）。

体重指数 = 体重 / 身高 ^{2}，即体重指数等于体重除以身高的平方，体重的单位是 kg，身高的单位是 m。体重指数是国际上衡量人体胖瘦程度及是否健康的常用标准。

1. 成人（20 岁及以上）

（1）健康：BMI 18.5 ～ 24 kg/m²。

（2）超重：BMI 25 ～ 29 kg/m²。

（3）肥胖：BMI ≥ 30 kg/m²。

2. 儿童及青少年（不满 20 周岁者）

（1）健康：BMI 在第 5 ～ 84 百分位。

（2）超重：BMI 在第 85 ～ 94 百分位。

（3）肥胖：BMI 在第 95 百分位及以上。

6 ～ 18 岁儿童及青少年 BMI 筛查超重与肥胖界值参考见表 3。

表 3　6 ～ 18 岁儿童及青少年 BMI 筛查超重与肥胖界值参考表

单位：kg/m²

年龄 / 岁	男生		女生	
	超重	肥胖	超重	肥胖
6.0～< 6.5	16.4	17.7	16.2	17.5
6.5～< 7.0	16.7	18.1	16.5	18.0
7.0～< 7.5	17.0	18.7	16.8	18.5
7.5～< 8.0	17.4	19.2	17.2	19.0
8.0～< 8.5	17.8	19.7	17.6	19.4
8.5～< 9.0	18.1	20.3	18.1	19.9
9.0～< 9.5	18.5	20.8	18.5	20.4
9.5～< 10.0	18.9	21.4	19.0	21.0
10.0～< 10.5	19.2	21.9	19.5	21.5
10.5～< 11.0	19.6	22.5	20.0	22.1
11.0～< 11.5	19.9	23.0	20.5	22.7
11.5～< 12.0	20.3	23.6	21.1	23.3
12.0～< 12.5	20.7	24.1	21.5	23.9
12.5～< 13.0	21.0	24.7	21.9	24.5
13.0～< 13.5	21.4	25.2	22.2	25.0

续表

年龄 / 岁	男生		女生	
	超重	肥胖	超重	肥胖
13.5～＜14.0	21.9	25.7	22.6	25.6
14.0～＜14.5	22.3	26.1	22.8	25.9
14.5～＜15.0	22.6	26.4	23.0	26.3
15.0～＜15.5	22.9	26.6	23.2	26.6
15.5～＜16.0	23.1	26.9	23.4	26.9
16.0～＜16.5	23.3	27.1	23.6	27.1
16.5～＜17.0	23.5	27.4	23.7	27.4
17.0～＜17.5	23.7	27.6	23.8	27.6
17.5～＜18.0	23.8	27.8	23.9	27.8

六、需要做什么检查？

根据您的治疗史和健康状况，选择以下一个或多个检查项目。

（1）血压测量（每年 1 次）。

（2）空腹血胆固醇水平（每 2 年 1 次）。

（3）空腹葡萄糖或糖化血红蛋白水平（每 2 年 1 次）。

七、如何降低心血管并发症的发病风险？

（1）遵循医生建议定期检查。

（2）健康饮食。

（3）增加体力活动。

（4）如果您不吸烟，请不要吸烟。

（5）如果您吸烟，最好能戒烟。

（6）如果您有超重或肥胖、高血压、胆固醇水平异常、高血糖，请定期到医院随诊，必要时进一步完善检查并接受治疗。

（7）如果需要药物治疗，请严格遵医嘱，定期规律服用。

第五章

如何保持肺健康

　　肺是为人体提供氧气的重要器官。儿童时期抗肿瘤治疗会造成肺损伤。如果您接受过可能造成肺损伤的治疗，就有必要学习以下关于如何保持肺健康的知识。

一、肺的作用是什么？

　　肺将空气中的氧气转移至血液中，再通过全身血液循环运输至全身各组织。肺负责排出二氧化碳及人体细胞的代谢废物。氧气通过肺的小气囊即肺泡到达肺泡周围的毛细血管，从而运输至血液中。当肺泡受损或纤维化时，氧气进入血液的区域减少，进入血液的氧

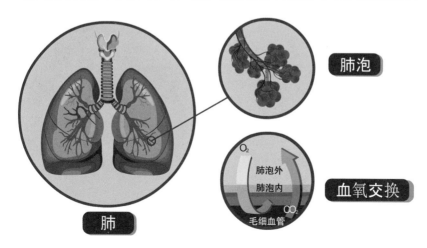

气随之减少。为了获得足够的氧气，人们会加快呼吸，导致气短。另外，气道的炎症、刺激或感染导致黏液分泌增加，从而引起肺部疾病，出现咳嗽、喘息、胸痛、气短等症状。

二、哪些因素会导致肺损伤的发生？

1. 治疗因素

（1）博来霉素。

（2）卡莫司汀。

（3）洛莫司汀。

（4）白消安。

（5）胸部或腋窝区域的放疗。

（6）全身放疗。

（7）胸部或肺部的手术（中央静脉置管、输液港植入术除外）。

（8）造血干细胞移植后的慢性移植物抗宿主病。

蒽环类药物如柔红霉素、阿霉素、伊达比星可损伤心脏，也可引起肺部疾病，尤其是和博来霉素、卡莫司汀、洛莫司汀、放疗联合使用时，更易导致肺损伤。

2. 其他风险因素

（1）抗肿瘤治疗时年龄较小。

（2）肺部感染、哮喘或其他肺部疾病病史。

（3）吸烟或吸入二手烟。

（4）接触吸入性毒品。

三、儿童抗肿瘤治疗后会出现哪些肺部疾病？

（1）肺部的瘢痕化（肺纤维化）。

（2）反复肺部感染（如慢性支气管炎、支气管扩张或肺炎）。

（3）肺组织和小气道的炎症（闭塞性细支气管炎）。

（4）肺泡破裂。

（5）肺内气道壁的增厚或气道阻塞（限制性肺疾病、阻塞性肺疾病）。

四、肺损伤有哪些症状？

肺损伤的症状有气短、频繁咳嗽、喘息、胸痛等。中等强度运动即出现疲劳或气短是肺损伤的早期征兆。

五、如何监测肺部疾病？

（1）建议每年进行体检。

（2）肺功能检查（包括一氧化碳弥散量和呼吸量的测定）能发现无临床表现的肺部疾病。因此，抗肿瘤治疗后应至少每2年做一次肺功能检查，有助于及时发现肺部是否有病变。医生可以根据结果决定进一步的检查和处理措施。

六、合并肺损伤者日常有哪些注意事项？

（1）接种肺炎链球菌疫苗、流感疫苗以预防感染。

（2）避免潜水，如需要潜水，请务必咨询呼吸科专家的意见，评估潜水对您而言是否安全。

七、如何预防肺部疾病？

（1）若您不吸烟，不要尝试吸烟。

（2）若您吸烟，请戒烟！戒烟是保护肺部健康最重要的行为。

（3）避免吸入二手烟。

（4）有规律地进行体育锻炼。

（5）避开吸入性毒品。

（6）避开化工品、有机溶剂、颜料散发的有毒气体。

（7）成年后，遵守工作场所的安全制度，比如在某些工作环境下使用保护性的通风机；注意离开不安全的工作环境。

第六章

如何保持消化道健康

抗肿瘤治疗会造成消化器官的损伤或慢性病。为了能够识别相关症状并保持消化道健康，了解消化系统的结构和功能是相当重要的。

一、消化系统是如何工作的？

消化系统由一组分解、消化食物的器官组成，它使我们的身体通过利用食物中的营养成分生成、修复细胞，产生能量。

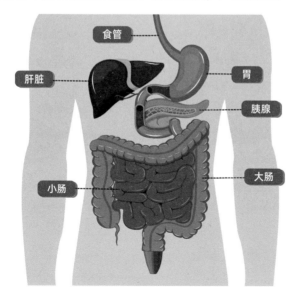

食管

肝脏

胃

胰腺

小肠

大肠

二、哪些消化系统疾病可能在抗肿瘤治疗后出现？

可能出现的消化系统疾病因所接受的治疗方式不同而种类不同。总体而言，儿童时期抗肿瘤治疗后的消化系统疾病与手术或放疗有关，并取决于手术部位、放疗范围及剂量。

可能发生的疾病如下。

（1）肠梗阻（肠道堵塞）：接受腹部手术联合放疗者发病风险高。

（2）食管狭窄（食管瘢痕、狭窄）：放疗可导致食管狭窄，引起吞咽困难。

（3）胆结石（胆囊或胆管内的胆固醇或钙盐形成的固体沉积物）：接受腹部放疗者发病风险高。

（4）肝纤维化或肝硬化（肝脏的瘢痕化）：接受腹部放疗者或有肝炎病毒慢性感染者发病风险高。

（5）慢性小肠结肠炎（长期腹泻或腹痛导致的肠道炎症）：接受腹部或骨盆放疗者发病风险高。

（6）结直肠癌（大肠肿瘤）：接受腹部或骨盆放疗者发病风险高。

三、哪些治疗方式会增加消化系统疾病的发病风险？

（1）涉及腹部或盆腔的手术。

（2）放疗，常见的辐射区域：①颈部；②胸部；③腹部；④盆腔；⑤脊柱（颈椎、胸椎、腰椎、骶椎）。

（3）其他危险因素，包括：①肠粘连病史；②肠梗阻病史；③肠道的慢性移植物抗宿主病病史；④结直肠癌或食管癌的家族史；⑤胆结石的家族史；⑥吸烟。

四、消化系统疾病可能有哪些症状？

① 长期的胃酸反流；② 吞咽困难或疼痛；③ 长期的恶心或呕

吐；④ 腹痛；⑤ 慢性腹泻；⑥ 慢性便秘；⑦ 柏油样大便或血便；⑧ 体重降低；⑨ 食欲改变；⑩ 腹胀；⑪ 黄疸（巩膜、皮肤发黄）。

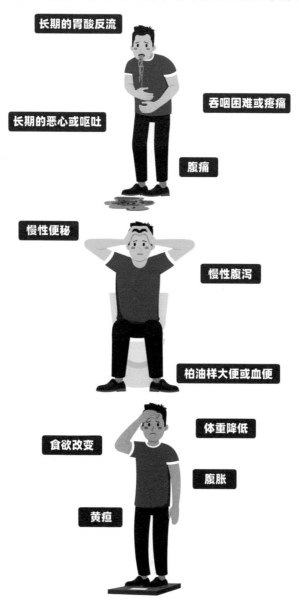

如果您出现以上症状，请就医咨询。有些急骤发生或持续的严重症状如突发的腹痛和呕吐可能预示着非常危急的问题（如肠梗阻），应立即就医评估。

五、消化系统疾病相关检查有哪些?

建议每年进行一次体检。必要时行 X 线、血常规及粪便隐血检查。如果怀疑有胆结石或胆囊疾病，则需要行超声检查。此外，有些消化系统疾病还需要使用特殊设备进行检查，如结肠镜、食管镜以了解结肠内部、食管黏膜情况。

六、如何预防消化系统疾病?

1. 健康饮食

（1）饮食多样化。

（2）每天摄入一定量的水果和蔬菜，包括柑橘类水果、深绿色和深黄色蔬菜。

（3）多吃高纤维食物，如全麦面包、谷类食物。

（4）限制精制碳水化合物，如糕点、饮料和糖果的摄入。

（5）通过烘烤或煮的烹饪方式减少食物中的脂肪含量。

（6）限制红肉的摄入量，可用鱼肉、家禽或豆类代替；吃肉时选择瘦肉并控制食用量。

（7）少吃油炸类和高脂肪食物，如薯条、薯片、芝士汉堡、比萨等。

（8）选择低脂型的牛奶及奶制品。

（9）尽量喝 100% 纯果汁或蔬菜汁，每天不超过 120 mL。

（10）避免腌制、熏制、炭烤食物。

2. 避免诱发消化道肿瘤的不良习惯

（1）戒烟。

（2）尽量避免吸入二手烟。

（3）适量饮酒。成年后，大量饮酒者（每天至少 2 次大量喝酒），尤其是同时吸烟的人，患消化系统肿瘤和其他胃肠道疾病的风险更高。限制酒精的摄入可以降低这些风险。

第七章

如何保持肝脏健康

儿童抗肿瘤治疗有时会损害肝脏，所以有必要了解肝功能，从而尽可能保持肝脏健康。

一、肝脏是什么？

肝脏是位于右肋下的一个三角形的器官。正常成人的肝脏为橄榄球大小，重约 1.5 kg。肝脏有解毒、助消化、促进新陈代谢和产生凝血因子等重要物质的作用。

二、肝损伤的症状有哪些？

多数情况下肝损伤无任何症状。有些患者可表现为黄疸（巩膜和皮肤发黄）、尿色深、陶土色大便、皮肤瘙痒、易淤血或出血、慢性疲劳、恶心、食欲差等。损伤初期，会出现肝脏肿大。随着肝损伤的加重，肝脏开始硬化，最后出现腹腔积液、脾肿大或上消化道出血，极少数情况下还会发展为肝癌。

三、肝损伤的危险因素有什么？

1. 高剂量放疗（≥ 30 Gy 或者 3000 cGy）

（1）上腹部或全腹部。

（2）肝脏。

2. 化疗

（1）氨甲蝶呤。

（2）巯嘌呤。

（3）硫鸟嘌呤。

肝损伤绝大多数发生在化疗期间或化疗刚结束时，很少发生在化疗结束数年后。

3. 其他风险因素

（1）肝癌。

（2）手术切除了大部分肝脏。

（3）既往存在肝脏问题。

（4）酗酒。

（5）慢性肝炎（详见"第八章　抗肿瘤治疗后的病毒性肝炎"）。

（6）多次输血史。

（7）慢性移植物抗宿主病。

四、哪些检查可以监测肝脏的健康情况？

1. 血清酶学

主要用于监测正常肝细胞内的特异性蛋白（转氨酶）水平。肝细胞受损时，这些蛋白会从肝细胞漏出，从而导致血液中肝酶升高。常见转氨酶有谷丙转氨酶和谷草转氨酶。

2. 其他肝功能检查

主要用于监测肝功能运行的情况。常见的指标包括：

（1）胆红素（红细胞降解后的一种代谢产物）。

（2）白蛋白（由肝脏生成的主要蛋白）。

（3）凝血酶原时间（凝血因子主要在肝脏合成，若肝功能异常会导致凝血功能障碍，凝血酶原时间异常）。

3.肝炎病毒感染相关检查

包括甲型肝炎病毒、乙型肝炎病毒、丙型肝炎病毒的特异性检查。

4.铁代谢检查

多次输血后需要监测铁蛋白水平。

五、如何随访肝脏健康状况？

在儿童肿瘤康复者的长期随访中，需要评价肝功能情况。完善包括谷丙转氨酶、谷草转氨酶和胆红素在内的血液检查。反复输血、造血干细胞移植者需行铁代谢（铁蛋白）检查。每年体检时，注意肝脏肿大情况，若有异常则需要进一步检查并转诊至肝病专科。肝炎病毒感染者需要完善相关病原学检查（详见"第八章　抗肿瘤治疗后的病毒性肝炎"）。

六、哪些措施可以保持肝脏健康？

（1）接种乙肝疫苗。通过血清学检测甲肝 IgG 抗体和乙肝表面抗体，可了解机体是否对甲型肝炎病毒、乙型肝炎病毒产生免疫。如果未产生免疫，可接种相关疫苗（目前尚无丙肝疫苗）以保护肝脏。

（2）多饮水。

（3）均衡、高纤维饮食，忌油腻、高盐、腌熏食物。

（4）勿过量服药。

（5）避免过度用药。

（6）儿童期不饮酒。成年后可适度饮酒，饮酒期间避免某些药物的使用。

（7）禁用毒品。

（8）向医生咨询服用的非处方药、中药和保健品是否安全，不损伤肝脏。

（9）避免肝炎通过性传播，性生活时采用避孕措施。

（10）避免接触有害的化工产品如化学溶剂、气溶胶清洁剂、杀虫剂、油漆稀释剂等。必须接触这些产品时，请在通风良好的区域使用并注意戴口罩和手套。

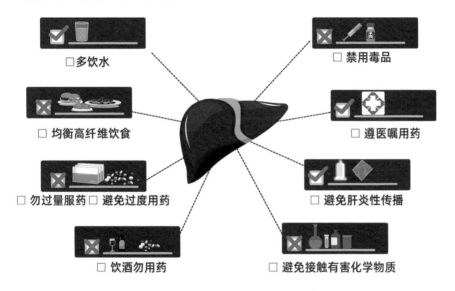

第八章

抗肿瘤治疗后的病毒性肝炎

　　儿童抗肿瘤治疗中一般需要输血或输注血液制品。输血有感染肝炎病毒的风险。通过血液制品传播的肝炎病毒主要有乙型肝炎病毒和丙型肝炎病毒。中国于 2001 年发布《献血者健康检查要求》，要求对献血者的血液进行常规的经血传播疾病的筛查。因此，目前输血导致肝炎病毒感染的风险很低。

　　乙型肝炎病毒、丙型肝炎病毒还可以通过其他血液接触途径传播，如吸毒者之间共用注射器、文身、人体穿孔、肾透析、器官移植、性传播以及母婴传播。

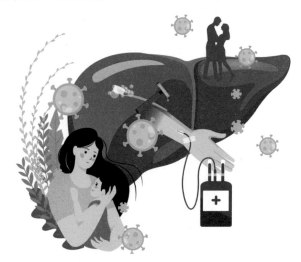

一、病毒性肝炎有哪些症状?

刚感染肝炎病毒时,可能没有任何症状。部分人会有类似感冒的症状,如疲劳、食欲减退、恶心、呕吐或低热;部分人可能有黄疸(巩膜、皮肤发黄)、尿色深、皮肤严重发痒或陶土色大便的表现,提示肝功能不好。少数情况下,病情加重会发展为肝衰竭。肝炎病毒急性感染时,肝炎病毒可能被免疫系统彻底清除,因此一般不造成长期的健康问题。有些儿童时期感染乙型肝炎病毒或丙型肝炎病毒的人会发展为慢性感染,特别是丙型肝炎病毒感染。患有慢性病毒性肝炎的人可能没有症状与不适,但存在肝纤维化和其他并发症的风险。少数情况下,慢性病毒性肝炎可能发展为肝癌。值得注意的是,患有慢性病毒性肝炎的人也存在传染其他人的风险。

二、肝损伤的体征有哪些?

大多数慢性病毒性肝炎患者没有任何症状与体征。慢性病毒性肝炎患者可出现进行性的肝损伤,其体征包括肝脾肿大、下腹部膨胀或腹腔积液、黄疸(巩膜和皮肤发黄)以及凝血功能异常导致的皮肤出血等。

三、病毒性肝炎有哪些相关检查?

通过血液检查可以查出是否有病毒性肝炎。乙型肝炎病毒或丙型肝炎病毒的抗体检测阳性表示患者接触过该病毒,要确定是否为活动性感染则需要做其他相关检查。

四、哪些人有感染乙型肝炎病毒和丙型肝炎病毒的风险？

1. 接受过以下血液或血液制品输注

①浓缩红细胞；②全血；③血小板；④新鲜冰冻血浆；⑤冷沉淀；⑥免疫球蛋白制剂；⑦同种异体的骨髓或干细胞移植。

2. 其他风险因素

①凝血因子输注；②实体器官（如肾、肝、心）移植；③长期肾透析（至少持续数月）；④注射或吸入毒品；⑤人体穿孔，文身，与患有肝炎的人共用剃须刀、指甲钳或牙刷；⑥血液或体液接触的职业暴露；⑦高危性行为（如成年后有多个性伴侣、不使用避孕套等）。

五、如何随访？

有乙型肝炎病毒或丙型肝炎病毒感染风险的人，应该每年进行一次抽血检查以明确是否被感染。

六、如果您患有慢性病毒性肝炎，该怎么办？

（1）咨询肝病专家以寻求诊断及治疗。

（2）咨询医生您正在服用的非处方药品和补品是否安全。

（3）不要饮酒，因为酒精可造成肝损伤。

（4）避免服用含有对乙酰氨基酚的非处方镇痛退热药。

（5）定期随访，与医生讨论肝炎状态（若已怀孕，还需要向产科医生和儿科医生咨询）。

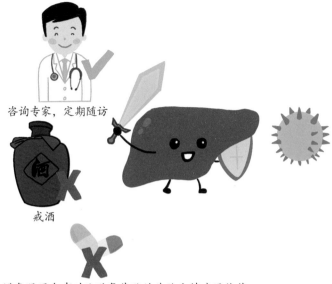

咨询专家，定期随访

戒酒

避免服用含有对乙酰氨基酚的非处方镇痛退热药

七、怎样阻断慢性病毒性肝炎的传播？

乙型病毒性肝炎和丙型病毒性肝炎不会通过拥抱和握手之类的日常接触传播。若您患有乙型肝炎或丙型肝炎，为避免传染给他人，您应该：

（1）避免您的血液或体液与他人直接接触。

（2）对洒出的血液或体液用漂白剂清理。

（3）覆盖切口或其他开放性伤口。

（4）避免与他人共用个人物品，如剃须刀、牙刷、指甲钳及其他任何可能与血液接触的物品。

（5）确保人体穿孔、注射、文身、针灸所用的针是崭新无菌的，不要与他人共用针。

（6）确保亲近的家庭成员和成年后的性伴侣筛查过乙型肝炎。若他们没有免疫力，建议接种乙肝疫苗。

（7）成年后在发生性行为时使用避孕套。

（8）慢性丙肝患者成年后可与医生讨论您的性伴侣是否需要检查丙型肝炎病毒。

八、为了保持肝脏健康，还可以采取哪些措施？

（1）大量饮水。

（2）摄入营养均衡、高纤维的食物。

（3）减少油腻、过咸、烟熏和腌制食物的摄入量。

（4）吃药不要超过推荐剂量。

（5）避免服用不必要的药物。

（6）不要把药物和酒精混合服用。

（7）不要服用非法途径获得的药物。

（8）慎服补品，尤其是和药物一起服用时。

（9）避免接触对肝脏有害的化工产品，如有机溶剂、气体清洁剂、农药、油漆稀释剂以及其他毒物。若您必须接触这些产品，请戴面罩和手套，并在通风良好的环境中使用。

第九章

如何保持肾脏健康

肾脏是人体的重要器官，负责过滤血液中的废物，控制血压，刺激红细胞的产生。儿童时期抗肿瘤治疗会损害肾脏。了解肾功能很重要，可以让您的肾脏保持健康。

一、肾脏是如何工作的？

肾脏的形状如蚕豆，大约一个成人拳头大小，位于腹膜后脊柱两旁的浅窝中。每天约 200 L 的血液从肾脏滤过。肾脏能去除血液中的有害废物和多余的水分，并重吸收电解质（如钙离子、钠离子、钾离子）。肾内的微小单元，称肾单位，有滤过功能。每个肾约有 100

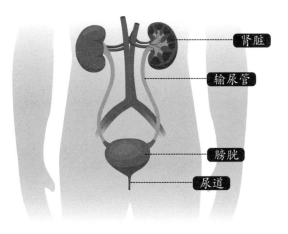

万个肾单位。血液经肾单位滤过后，多余的水分及废物就变成了尿液，经输尿管流入膀胱。膀胱会储存尿液，当尿液充满膀胱后就从尿道排出，体内的废物就这样被排出体外。

二、如何评定肾功能？

肾功能是以百分比的形式评定的。如果 2 个正常的肾脏提供 100% 的功能，那么 1 个肾脏就提供约 50% 的功能，只要这个肾脏功能正常，人可以仅依靠这一个肾脏长期生存。当肾功能下降到正常的 50% 以下时，出现健康问题的风险会增加。当肾功能下降到正常的 20% 以下时，会发生一系列严重问题。当肾功能下降到正常的 15% 以下时，则需要进行血液透析或肾移植治疗。

三、哪些抗肿瘤治疗可能会导致肾脏出现问题？

有些抗肿瘤治疗及其他因素会导致肾脏问题。如果您有以下危险因素，请积极关注您的肾脏健康。

1. 放疗

（1）肾脏或周围组织。

（2）腹部。

（3）全身。

2. 化疗药物

（1）顺铂、卡铂、氨甲蝶呤、异环磷酰胺等。

（2）用于抗细菌和抗真菌感染的药物，如妥布霉素、庆大霉素、两性霉素 B。

（3）用于治疗移植物抗宿主反应的药物，如环孢素、他克莫司（FK506）。

3. 其他可能影响肾功能的因素

（1）肾切除术（外科手术切除 1 个肾）。

（2）高血压、糖尿病或肾脏肿瘤。

（3）泌尿系统疾病病史，如反复尿路感染，尿反流到肾脏。

（4）膀胱切除术。

四、肾脏出现问题时有哪些症状表现？

（1）肿胀，特别是脚背和脚踝处水肿。

（2）血红蛋白低水平（贫血）。

（3）高血压。

（4）肾脏问题严重时，还会有疲劳、恶心、呕吐、嗜睡、皮肤瘙痒或头痛等。

五、如何随访以监测肾脏健康？

（1）每年至少进行一次全面体检，项目包括血压和尿常规。

（2）长期随访期间（完成抗肿瘤治疗后至少 2 年）密切监测肾功能（尿素氮和肌酐）和电解质指标，如果发现问题，及时就医。电解质缺乏时需要给予相应的补充，这有助于提高长期的生存质量，因为持续低水平血镁会导致心脏问题。

（3）膀胱切除术后，需要定期至泌尿科复诊，至少每年 1 次。

六、如何保持肾脏健康？

（1）补充足够的水分，特别是在阳光下或炎热的天气运动时。

（2）出现尿灼痛、尿频、尿急等尿路感染症状时立即就医。

（3）慎用非甾体消炎药，如阿司匹林、布洛芬、对乙酰氨基酚或萘普生等。以上药物会导致肾损伤，尤其是过量使用、2 种或 2 种以上合用、与咖啡因或可待因一起长期服用时。如果您必须长期服用镇痛药物，务必咨询医生，尽量选择对肾功能无损害的药物。

第十章

如何保持膀胱健康

抗肿瘤治疗可能对膀胱造成损害，以下内容将帮助您认识化疗、放疗后可能发生的膀胱相关疾病。

一、什么是膀胱？

膀胱是用于储存尿液的中空器官，位于耻骨后。肾脏滤过血液并产生尿液，尿液通过两侧输尿管进入膀胱，再由尿道排出。女性尿道是一个短管，尿道口位于阴道前方。男性尿道长于女性，穿过前列腺及阴茎。

二、发生膀胱疾病的危险因素是什么？

（1）环磷酰胺和异环磷酰胺化疗。

（2）盆腔区域的放疗。

三、儿童时期抗肿瘤治疗后可能出现哪些膀胱问题？

（一）出血性膀胱炎

1. 什么是出血性膀胱炎？

出血性膀胱炎是指受刺激后膀胱内存在弥漫性出血，导致血尿的出现。临床主要表现是鲜红色血尿。

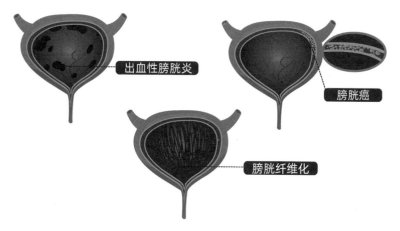

2. 出血性膀胱炎的症状有哪些?

通常会有肉眼可见的血尿,尿液颜色为浅粉红色或鲜红色。有时尿液中的血液量非常少,只有通过尿液镜检(实验室检查)才能发现。当有血尿时易合并感染,尿培养可检测到细菌,所以有些人会有尿急或尿不尽的感觉,但通常没有疼痛感。出血性膀胱炎可能出现在治疗结束后的数月至数年。

3. 出现出血性膀胱炎后该怎么办?

请立即就医。通常喝大量的水可以冲洗膀胱,忌辛辣刺激性饮食,避免饮用茶、咖啡、可乐和其他含咖啡因的饮料。如果您有肾脏或心脏问题,应及时咨询医生。

4. 什么情况下应该就医?

当见到肉眼血尿或出现发热、尿频、尿急、尿痛、排尿困难等时,请尽早就医,因为这些是膀胱炎或其他膀胱问题的典型表现。

(二)膀胱纤维化

1. 什么是膀胱纤维化?

膀胱纤维化是指膀胱壁因出现瘢痕组织而增厚,膀胱内的压力增加,进而影响膀胱储存和排空尿液的能力。随着时间推移,这些变化可能会导致肾损害。

2. 膀胱纤维化的症状有哪些？

包括膀胱排空困难、尿不尽或血尿。有时候，膀胱纤维化无任何症状。

3. 膀胱纤维化如何诊断？

超声可显示膀胱壁增厚，泌尿外科医生也可以通过膀胱镜检查诊断。

4. 出现膀胱纤维化该怎么办？

如果存在膀胱纤维化的风险并有上述症状，您应该去泌尿外科就诊。

5. 什么情况下应该就医？

出现膀胱纤维化症状时，请及时就医。

（三）膀胱癌

1. 什么是膀胱癌？

膀胱癌是指发生在膀胱黏膜的恶性肿瘤。曾接受环磷酰胺、异环磷酰胺化疗或膀胱区域放疗的人为高危人群，在这类人群中膀胱癌可能是治疗相关的继发性肿瘤。

2. 膀胱癌的症状有哪些？

最常见的症状是血尿，也可伴有尿频、尿急。

3. 膀胱癌如何诊断？

依靠膀胱镜加组织活检可以诊断。有时可以通过检测尿液中脱落的肿瘤细胞诊断。

4. 当觉得自己得了膀胱癌时该怎么办？

觉得自己有类似膀胱癌症状时，请立即就医。

（四）神经源性膀胱

1. 什么是神经源性膀胱？

神经源性膀胱是指控制膀胱充盈、储存和排空尿液的神经受到损害而引起的膀胱功能异常，可表现为膀胱排空不彻底、排空过于频繁或过快。患有神经源性膀胱的人更易合并尿路感染和肾损害。

2. 神经源性膀胱有哪些症状？

可能出现尿急、尿频、尿流细、排尿费力或无法排尿等症状。

3. 哪些人是高危人群？

曾患膀胱、前列腺、骨盆或脊柱等部位疾病的人患神经源性膀胱的风险高。此外，以上部位接受过手术或放疗的人也有患神经源性膀胱的风险。

4. 神经源性膀胱如何诊断？

如果怀疑患神经源性膀胱，应到泌尿外科就诊。泌尿外科医生可通过膀胱尿道造影或膀胱测压等检查，确定膀胱储存和排空尿液功能是否良好。

5. 如果患有神经源性膀胱，可以采取的治疗方式有哪些？

神经源性膀胱的治疗因个人表现而异。对膀胱过度活跃或储尿能力衰退者而言，药物治疗可能有作用。若药物治疗无效，则需要进行手术以扩大膀胱容积。

如果不能排空膀胱，就需要采用间歇性导尿术，即每天将一根小而清洁的管子插入尿道数次以排出尿液，这有助于预防尿液过多引起的膀胱内高压。

6. 什么情况下应该就医？

如果您夜间排尿的次数较平时增多，或发生漏尿，或出现发热、尿痛、尿中带血等症状，请及时就医以寻求帮助。

第十一章

抗肿瘤治疗后的慢性疼痛

儿童时期抗肿瘤治疗过程中，肿瘤本身及治疗都会引起疼痛。治疗完成后，大部分人的疼痛会消失，小部分人即使肿瘤缓解、治疗结束，肿瘤或治疗引发的疼痛仍然存在。对于儿童肿瘤康复者来说，长期的疼痛可能来源于放射线、手术、化疗药物或糖皮质激素对骨关节和神经的损坏。

一、急性疼痛和慢性疼痛的区别在哪儿？

急性疼痛一般是由疾病（例如肿瘤）、损伤或手术引起的，且局限在一段时间内。急性疼痛的生物学目的是告诉我们受伤或生病了，从而自我保护。

慢性疼痛一般发生在患潜在的疾病期间或者损伤已经恢复后。慢性疼痛是一个值得重视的问题，因为疼痛持续的时间越长，就可能变得越复杂。慢性疼痛会影响儿童肿瘤康复者的生活质量。

二、什么是疼痛？

在以往，医学上认为疼痛是和机体的物理损害直接相关的。目前，医学研究指出每个人感受到的疼痛是各不相同的。它与生理、情感和认知等很多因素相关。最近大量研究运用新科技探究大脑，结果表明疼痛是来自不同区域的复杂信息交换的结果。

人们感知疼痛的方法各不相同。大脑成像研究发现，对同一来源的疼痛或者刺激，每个人感受到的疼痛程度不同。也就是说，对于同一种刺激，有些人表现得很敏感，而有些人可能没什么疼痛感。人人生而不同，且环境因素对疼痛有很大的作用。因此，年龄、性别、发育水平、家庭和文化传统、之前的疼痛经验、受伤时的外界环境等，都会影响儿童肿瘤康复者如何经历和处理疼痛。

三、疼痛和心理有什么关系？

心理因素对每个人疼痛的敏感度有很大的影响。此外，其他因素如家庭和工作环境也会影响处理疼痛的能力。

有些儿童肿瘤康复者可能会经历持续几个月甚至几年的慢性疼痛，如果他们不能以健康的方式处理疼痛，就会遭受更大的痛苦。他们可能会感到沮丧、愤怒，特别是当疼痛阻止他们进行以前特别享受的活动的时候。如果儿童肿瘤康复者觉得疼痛控制了他的生活，他可能会觉得无力、自卑并且拒绝接受挑战和成长的机会。疼痛导致恶性循环，如儿童肿瘤康复者可能会因为害怕引发或加重疼痛而停止活动，然而，他们活动越少，肌肉就越虚弱，这会使疼痛加剧。

有时候，人们会把疼痛想得很恐怖。为避免在公共环境下处理疼痛，他们会拒绝参加社会或团体活动，这样就会使自己更孤立，抑郁、焦虑和慢性压力随之到来，从而导致疼痛更剧烈。同时，这也可能导致体内处理抑郁、焦虑和慢性压力的部分发生物理改变，从而使疼痛的阈值降低。

四、怎样治疗疼痛？

幸运的是，我们有很多种方法治疗疼痛。对于慢性疼痛，可以用药物治疗，也可以采用行为疗法（如休息和冥想）或两者结合等。通过研究慢性疼痛，发现训练处理疼痛的技巧可以帮助人们增强自信，减少疼痛带来的痛苦。一个人正确处理疼痛，相信疼痛能改变，也有利于产生行为方面的正面改变，包括增加锻炼或活动的频率、更好地遵医嘱服药及参加社会或团体活动的次数。

　　行为疗法可以帮助治疗和处理疼痛，包括休息、冥想、意向导引、转移注意力、多角度思考和改变对疼痛的想法等。其他有效的途径包括寻求亲友及团体支持、按摩、听音乐、参加对疼痛处理和行为矫正的咨询活动。

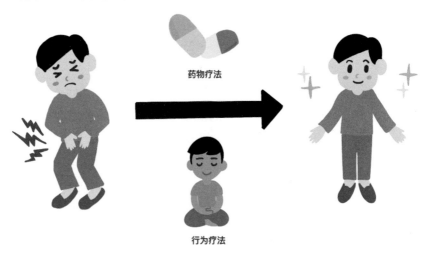

第十二章

抗肿瘤治疗后的周围神经病变

一、什么是周围神经病变?

周围神经病变即外周神经(大脑或者脊髓外的神经)的损伤,是使用化疗药物的潜在不良反应,表现为手足刺痛、麻木或感觉减弱。虽然不适感出现在肌肉或关节,但真正受损的是控制肌肉的神经。神经系统由能向大脑或脊髓传递信息、同时接收其反馈信息的特殊细胞构成。神经的损伤通常是由髓鞘的破坏引起的,髓鞘是包裹在神经细胞轴突外、具有绝缘作用的一层膜。除了化疗,压力或创伤(如肿瘤或手术)也会直接损害神经细胞。周围神经病变通常在治疗期间出现。一旦治疗停止,相关症状便会改善。但是,对一些儿童肿瘤康复者来说,相关症状可能会持续数月,甚至数年。

症状包括:①手足灼热、刺痛;②对疼痛、温度麻木或敏感性增高;③触觉敏感;④尖锐的刺痛感;⑤平衡能力减弱;⑥反射消失;⑦走路方式发生明显改变。

肌无力可能最开始出现在手掌及足弓,表现为抓握东西或执行特定任务如写作、扣扣子、系鞋带时出现困难;控制抬脚的肌肉肌力减弱,反射消失,从而导致脚的前部下垂到地面,引起平衡能力下降,这种情况易出现在疲劳时,可能会有走路拖脚倾向或为了防止走路拖脚而抬高患肢。

二、哪些人易患周围神经病变?

接受过以下化疗药物治疗的人:长春新碱、长春碱、顺铂、卡铂等。

接受过较大剂量药物化疗或联合化疗的人患周围神经病变的风险更高。其他危险因素包括手术、过度消瘦、肥胖或已有神经病变。使用假肢、坐轮椅或拐杖对肢体的长期压迫也会引起神经损伤。

三、对于周围神经病变有哪些处理方法?

1. 康复

因为没有治愈或逆转神经损伤的方法,所以目前的治疗手段主要在于控制症状。物理疗法对于提高力量、改善平衡能力很有帮助。临床疗法可以提高手眼协调能力和日常生活所需的其他技能。

2. 矫正

脚或脚踝的问题可以用矫正器来改善。支架或夹板有助于防止足弓变平,改善行走方式。夹板又称为踝足矫形器,能够防止踝关节大幅度左右移动,在行走时起到支撑脚掌的作用。

3. 止痛

疼痛、灼痛、烧灼感可以通过药物控制。根据疼痛发作频率及严重程度,医生可以为您选择合适的药物,但您需明白服用任何药物都会有不良反应。弹力袜、暖宝宝或运动有助于缓解不适,提高移动能力和独立性。这些措施虽不能代替药物,但有助于改善症状并且减少对药物的需求。

4. 其他建议

(1)避免鞋子太紧或太松:鞋子太紧会引起脚趾的搏动感、摩

擦、抽筋。鞋子太松会加剧疼痛，不能为已不稳定的脚提供足够支撑。合脚的运动鞋或皮鞋能为双脚提供支撑，使双脚保持最大的灵活性。

（2）注意温度：大量报道提示炎热的天气或很多东西覆盖双脚时，会使周围神经病变加重，因为足部的空气流通受到了阻碍。

（3）睡觉时保持双脚暴露：搭在裸露双脚上的被子与脚的摩擦会引起不适。

（4）按摩：按摩能使人得到极大的舒缓和放松，并能促进手或脚的血液循环，有助于体内产生内啡肽（一种能够帮助控制疼痛的化学物质）。

（5）冷水浸泡：冷水浸泡疼痛的手或脚有助于减轻疼痛，从而在止痛药发挥作用前帮助缓解疼痛，有助于入睡。

第十三章

抗肿瘤治疗后的雷诺现象

一、什么是雷诺现象？

雷诺现象是机体某些部位因低温、压力所产生的麻木感和冷感。低温、压力会使血管阵发性收缩，短时间内血液流动受限，血管痉挛，皮肤因缺氧而苍白继而青紫。随着血管舒张及血流恢复，皮肤会重新变得红润。手脚是最易受累的部位，鼻子、嘴唇、脸颊以及耳垂也可被累及而出现雷诺现象。

二、雷诺现象有哪些表现？

（1）皮肤颜色改变（常由白变青紫再变红）。

（2）皮肤温度改变（受累部位温度降低）。

（3）手指（拇指除外）和脚趾的麻木、刺痛感。

（4）偶发疼痛（搏动感）和肿胀。

三、雷诺现象发作的过程是怎样的？

雷诺现象一般在低温、压力下发作，尤其是暴露在低温环境时，手脚会迅速散失热量，为了保留热量，机体会减少皮下的血流量并使之流向身体内部。雷诺现象是供应手指、脚趾血液的小血管突然痉挛引起的，血管痉挛会使手、脚的血供明显减少，从而引起皮肤颜色及温度的变化。痉挛首先会使皮肤苍白；由于血中缺氧，皮肤接着会变得青紫并出现麻木或寒冷感；最后，随着小血管舒张，血流恢复，皮肤会变红、肿胀。

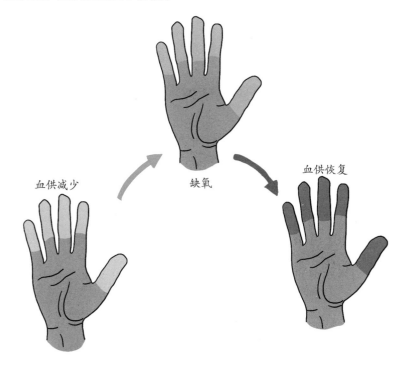

血供减少　　　缺氧　　　血供恢复

四、哪些人是雷诺现象的高危人群？

曾接受长春碱或长春新碱治疗的儿童肿瘤康复者易出现雷诺现象。

五、如何预防雷诺现象的发作？

雷诺现象可能伴随终身，因此需要合理的管理和控制。当然，有些人在数年后可逐渐好转。

预防是关键，具体方法如下：

（1）外出时注意保暖。

（2）室内可采取的预防措施：穿袜子；开冰箱或冰柜时避免冷气；低温工作时戴手套；有节制地使用空调；使用隔热水杯。

（3）避免将手浸泡在冷水中。

（4）请勿吸烟或使用非法药物。因为尼古丁和可卡因能使血管收缩，导致皮肤温度下降，从而引起发作。

（5）运动：规律锻炼可以改善血液循环，帮助缓解压力。

（6）控制压力：压力是雷诺现象的触发因素，因此，控制压力可以减少发作的频率和发作持续的时间。

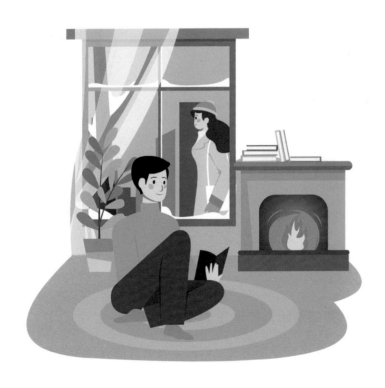

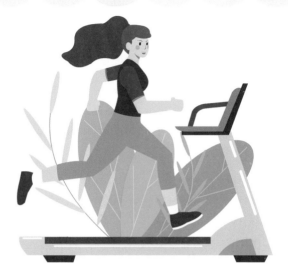

六、雷诺现象如何治疗？

雷诺现象治疗的目标是降低发作频率和严重程度，以预防组织损伤。易出现雷诺现象的高危人群应该遵守以上建议来预防发作。当低温引起发作时，将患肢浸入温水中有助于使症状消失。其他的治疗方法包括药物治疗和生物反馈治疗。

1. 药物治疗

对于发作时症状严重的患者，可以在医生的指导下使用扩张血管、促进血液循环的药物。有些处方药如避孕药和降压药会使症状加重。如果您正在服用这些药物，并有雷诺现象发作，请及时咨询医生是否有其他替代药物。有些药物可以使症状加重，因此应该避免使用含有伪麻黄碱的药物。

2. 生物反馈治疗

冥想和深呼吸练习可调节压力和体温，有助于降低雷诺现象的发作频率和严重程度。必要时可咨询心理医生，设计出相应的生物反馈治疗方案。

第十四章

如何保持骨骼健康

在儿童和青年时期，骨质的形成常常快于骨质的流失，因此骨骼生长，骨密度增加。随着年龄的增长，骨质流失的速度逐渐快于骨质形成的速度，骨骼的强度缓慢降低，这是骨骼正常老化的过程。某些抗肿瘤治疗会使儿童肿瘤康复者的骨骼强度更早地降低，从而出现骨质疏松症，即骨矿物质含量减少。

一、什么是骨质疏松症？

骨质疏松症是骨质形成过慢或骨质流失过快导致的骨质脆弱，是一种容易被人忽视的疾病。绝大多数人在骨质疏松症早期没有特殊症状。当骨质越来越脆弱时，骨折的风险就会随之增加。骨质疏松症可发生在任何骨骼，多见于腕骨、盆骨、脊柱和下肢骨。

二、如何诊断和治疗骨质疏松症？

对于骨质疏松症，可以通过症状和危险因素进行初步判断，确诊需要行 X 线或骨密度检查。这些检查的辐射量小且检测时间一般小于 20 min。

双膦酸盐、降钙素等药物可专门用于低骨密度的治疗。此外，雄激素、雌激素或生长激素过低的患者可以从激素替代治疗方案中获益。

三、骨质疏松症的危险因素有哪些?

1. 骨质疏松症的高危人群

（1）女性（特别是绝经后）。

（2）具有骨质疏松症家族史者。

（3）白种人或黄种人。

（4）骨架瘦小者。

（5）老年人。

2. 风险因素

（1）吸烟。

（2）低钙饮食。

（3）缺乏负重锻炼。

（4）摄入过多咖啡因、酒精或苏打水。

（5）高盐饮食。

3. 骨质疏松症的病因

（1）既往治疗史：①使用糖皮质激素（如强的松和地塞米松）；②使用氨甲蝶呤；③承重骨（下肢骨、骨盆、脊柱）的放疗。

（2）抗肿瘤治疗的后遗症：①雄激素或雌激素水平低；②生长激素的缺乏；③甲状腺素水平高；④因慢性移植物抗宿主病需要长期使用糖皮质激素治疗；⑤长期卧床。

（3）其他药物治疗史：①抗癫痫药物（如苯妥英类和巴比妥类）；②抑酸剂（如氢氧化铝凝胶）；③亮丙瑞林类药物（主要用于性早熟和子宫内膜异位症的治疗）；④高剂量肝素（主要用于抗凝），特别是长期使用；⑤考来烯胺（主要用于控制血脂）。

上述很多药物是疾病治疗所必需的。在没有征求主治医生意见的情况下，请勿擅自改变用药剂量或停止服药。

四、如何降低骨质疏松症发病的风险？

有很多降低骨质疏松症发病风险的方法。

1. 规律的负荷运动

快走、跳舞和慢跑都有利于保持骨骼健康。虽然骑自行车和游泳是较好的、常见的健身运动，但不是负荷运动，并不能强健骨骼。对骨骼健康有益的运动应能影响骨骼承重，如跳跃、慢跑和跳绳。举重等抗阻力运动也有助于强健骨骼，对上肢骨特别重要。如果有心脏问题或者关节、骨骼疼痛，在开始新的运动前，请务必与医生讨论个人健康情况和抗肿瘤治疗史。

2. 高钙饮食

高钙饮食对预防骨质疏松症很重要。每天膳食钙摄入量可参考表 4。推荐富含乳制品（牛奶、酸奶）和绿色蔬菜的饮食。必要时可以口服钙片。您也可以咨询营养师，请他帮您设计一个健康的饮食计划。表 5 是常见食物中的钙含量。

3. 补充维生素 D

钙的吸收需要维生素 D。自然条件下，皮肤接受阳光中的紫外线照射后能够合成维生素 D，人体中 90% 的维生素 D 来源于此。此外，我们可以额外补充维生素 D，如从乳制品中获得。一般情况下，维生素 D 的每日推荐摄入量至少为 400 单位，不应超过 800 单位。摄入过多的维生素 D 对身体是有害的，所以在服用任何维生素 D 产品前征求医生的建议十分重要。

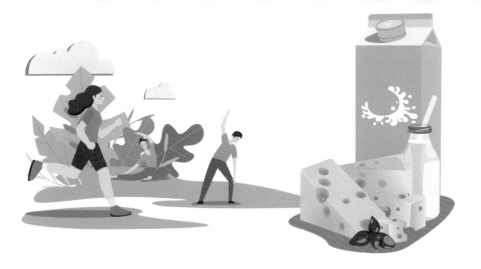

表4　中国营养学会推荐的膳食钙摄入量

单位：mg/d

人群	推荐钙摄入量	人群	推荐钙摄入量	人群	推荐钙摄入量
0～<0.5 岁	200（AI）①	9～<14 岁	1000	≥75 岁	800
0.5～<1 岁	350（AI）	15～<17 岁	1000	孕妇（早期）	+0②
1～<3 岁	500	18～<49 岁	800	孕妇（中期）	+0
4～<6 岁	600	50～<64 岁	800	孕妇（晚期）	+0
7～<8 岁	800	65～<74 岁	800	哺乳期妇女	+0

注：①AI，adequate intakes，指每日摄入量。
　　②"+"表示在相应年龄阶段的成年女性需要量基础上增加的需要量。

表 5　常见食物中的钙含量

单位：mg/100g

食物	钙含量	食物	钙含量	食物	钙含量	食物	钙含量
牛乳粉（多维豆奶）	1797	黑大豆	224	酸奶	128	大白菜	57
豆腐干（小香干）	1019	海蜇	150	豆腐（南）	113	草鱼	38
虾皮	991	黄豆	191	牛乳（鲜）	113	馒头（蒸，标准粉）	18
芝麻（黑）	780	苋菜（青，绿苋菜）	187	芸豆（鲜）	88	豆浆	5
奶豆腐（鲜）	597	鲜扇贝	142	大黄鱼（黄花鱼）	53	米饭	8
河虾	325	豆腐（北）	105	葡萄干	52	牛肉（后腿）	5
芥菜（鲜）	230	牡蛎	131	鸡蛋（白壳）	48	葡萄	9

注：摘自《中国食物成分表（2018）》（标准版）。

五、通过什么检查来监测骨骼健康？

在了解您的抗肿瘤治疗史和危险因素后，一般情况下，医生会建议您进行骨密度检查。对于长期随访的儿童肿瘤康复者，建议定期行骨密度检查以持续监测骨密度的变化并及时干预。

第十五章

抗肿瘤治疗后的骨坏死

一、什么是骨坏死?

骨坏死是骨骼暂时或永久丧失血液供应而导致的一种疾病。血液能为骨骼提供必要的养分和氧气。如血液供应中断,骨骼组织开始分解,骨骼强度降低,最终导致骨骼降解。如果关节附近发生骨坏死,关节表面骨组织降解,会引起疼痛和炎症(关节炎)。骨坏死也称为骨缺血性坏死、无菌性坏死。

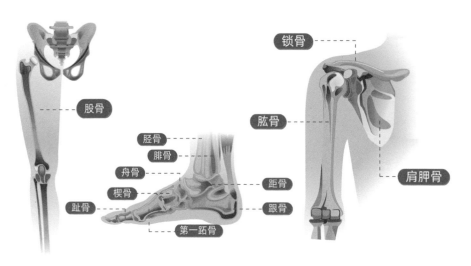

锁骨
股骨
胫骨
腓骨
舟骨
楔骨
趾骨
第一跖骨
肱骨
距骨
跟骨
肩胛骨

骨坏死可发生在身体任何部位的骨骼，最常发生在股骨等长骨的末端（骨骺），导致髋关节和膝关节问题。其他常见的部位有肱骨、肩胛骨。骨坏死可发生在单个部位，但更常见于多个部位（多病灶的骨坏死）。

骨坏死可致残疾，这取决于骨坏死发生的部位、受累面积大小、自我重建的能力。正常骨骼处于不断降解和重建的动态平衡中，不断降解和重建使骨骼强健。发生骨坏死的骨骼降解速度大于自身重建速度，如果继续进展，会导致疼痛和关节炎。

二、哪些原因会导致骨坏死？

骨坏死是骨骼血液供应障碍引起的。如果骨骼的供血血管因脂肪堵塞而变细变小，将不能为骨组织提供必需的血液供应。

三、骨坏死的危险因素有什么？

骨坏死多见于抗肿瘤治疗过程中，也可发生在抗肿瘤治疗完成后。危险因素如下。

（1）糖皮质激素：如强的松和地塞米松，常用于抗肿瘤治疗，可以影响骨骼和血管，从而导致骨坏死。

（2）经历过造血干细胞移植。

（3）对承重骨的大剂量放疗。

（4）青春期接受抗肿瘤治疗。

（5）接受全身放疗。

四、糖皮质激素为什么会引起骨坏死？

糖皮质激素（如强的松和地塞米松）常用于白血病、淋巴瘤等肿瘤的治疗。地塞米松常被用于化疗相关的恶心、呕吐的治疗和脑水肿的控制。目前糖皮质激素引起骨坏死的原因尚未完全明确，但肯定的是糖皮质激素会干扰机体分解脂肪组织的能力，而脂肪组织可以堵塞血管引起血管狭窄，从而使骨骼的血液供应减少。

五、骨坏死有哪些症状？

早期骨坏死可能没有任何症状。随着病情进展，大多数患者会感受到关节疼痛。疼痛起初发生在承重骨和相应关节，尤其是活动时。后期休息的时候也会出现疼痛，且疼痛程度逐渐加重。

随着骨坏死进展，骨关节面溶解，疼痛会大大加剧甚至影响关节的活动。骨坏死从出现症状到关节功能的丧失，时长因人而异，可以几个月到数年不等。

六、如何诊断骨坏死？

骨坏死的诊断有赖于 X 线检查。它能区分骨坏死和其他引起骨疼痛（如骨折）的疾病。在骨坏死早期，X 线检查可能未见明显异常，因此为了明确诊断需要做其他的检查。磁共振成像（magnetic resonance imaging，MRI）能够检测到早期症状不明显的骨坏死，是诊断骨坏死最有效的检查手段之一。骨平扫有时会被用于诊断骨坏死。骨平扫有助于了解全身各处骨坏死部位，然而骨平扫不能够检测早期的骨坏死。电子计算机断层扫描（computed tomography，CT）可以提供骨骼的三维成像，有助于确定骨坏死范围。骨组织活检等能够明确诊断，因有创而不常用。在骨坏死的后期，X 线检查对监测疾病进展非常重要。

七、怎么治疗骨坏死？

治疗骨坏死的目的是改善受累关节的功能，减轻疼痛，阻止骨损伤和保留关节。治疗手段可以是保守治疗、手术治疗、康复行为或干预。

为了确定最好的治疗方案，下列因素需要被考虑：①患者年龄；②疾病的分期（早期或晚期）；③受影响骨骼的位置和范围；④肿瘤的状态和抗肿瘤治疗方案。

1. 保守治疗

（1）药物：减缓疼痛。

（2）减重：为了减缓破坏和促进自然修复，推荐使用拐杖以减轻受影响关节的负重。

（3）运动练习：为了保持关节的灵活，坚持运动和促进关节血液循环是非常必要的，既可以促进康复又可以减轻疼痛。康复治疗师会教您正确的运动方式。

（4）电刺激：促进骨骼生长。

保守治疗的方法可单独或联合使用，但并不能永久性改善疾病。一些患者需要通过外科手术永久修复或替代关节。

2. 手术治疗

（1）中心减压：是一种去除内层骨骼的方式。该手术方式可以减少骨内压力，为新血管的生长创造空间。在切除部位植入一片带有良好血供的健康骨片（骨移植）能加速新血管生长。该方式能够在骨坏死的早期发挥作用，同时能减轻疼痛，促进康复。

（2）骨切除术：通常是一种以楔形方式拿掉受影响骨头的手术，改变缺少血供的骨组织（无血供部位）的位置，使其承重轻于邻近的正常部位。

（3）关节成形术：也叫人工关节置换术。坏死的关节被人工关节取代。这种治疗方式常用在关节损坏时和骨坏死晚期。

3. 康复行为或干预

（1）避免增加关节负荷的活动，如跑步、跳跃、踢足球、打排球和打篮球等。骑车和游泳对骨坏死关节的康复是有益的。

（2）当关节损伤时，尽量让关节休息。

（3）如果有任何病情变化，及时告知康复治疗师或理疗师。

（4）遵医嘱服用止痛药和抗炎药。

第十六章
如何保持皮肤健康

皮肤是人体最大的器官，这一点很少有人意识到。皮肤是人体抵御外界病菌侵入的第一道防线，能保持体温，防止体内水分、电解质及营养物质的丢失。儿童时期抗肿瘤治疗可以造成皮肤的损伤，因此需要我们重点关注和监测。

一、哪些人容易出现皮肤问题？

（1）曾接受过放疗包括局部放疗或全身放疗者。

（2）造血干细胞移植后合并慢性移植物抗宿主病者。

二、可能发生哪些皮肤问题？

1. 毛细血管扩张

毛细血管扩张常见于放疗的照射区域内，是辐射引起血管内壁变化导致的。主要表现为局部皮肤泛红，肉眼就能看见扩张的毛细血管，部分呈红色或紫红色斑状、点状、线状、星状，俗称红血丝。毛细血管扩张通常不引发任何健康问题，不需要特别处理。

2. 皮肤纤维化

皮肤纤维化是真皮瘢痕化造成的，产生木质样皮肤结构。纤维化区域的皮肤弹性下降，功能减退，更加脆弱。由于纤维化的皮肤血供不好，割伤或刮伤后恢复较慢，因此应尽可能避免受伤。日常对纤维化皮肤应常规保湿、避免受伤。

3. 硬皮病

硬皮病会发生在造血干细胞移植后的慢性移植物抗宿主病者身上，主要表现是皮肤硬化，失去弹性，是捐献者的白细胞把受捐者的皮肤细胞看成异己细胞并攻击它们造成的。这种病变可以发生于全身任何部位，如果病变发生于关节周围，可致关节活动度下降。硬皮病的治疗即是对潜在的慢性移植物抗宿主病的治疗。由于硬化的皮肤恢复时间会比较长，因此避免发病部位受伤十分重要。

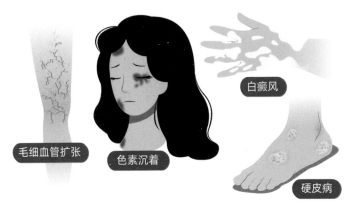

4. 白癜风

白癜风是指皮肤的斑块状色素脱失。白癜风可发生在造血干细胞移植（同种异体移植）后，其本质是慢性移植物抗宿主病或移植后的其他自身免疫反应。在这种情况下，白细胞把患者皮肤中的正常皮肤细胞（黑色素细胞）看作异己细胞，并攻击破坏。黑色素细胞是人体控制皮肤颜色的细胞，没有黑色素细胞，皮肤会呈现出乳白色。白癜风的治疗主要是对潜在的移植物抗宿主病或自身免疫反应的治疗。即使治疗成功，病变皮肤的颜色也可能不会恢复正常，因为黑色素细胞所受的损伤可能是永久的。所有的皮肤都应该注意防晒，

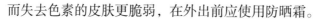

而失去色素的皮肤更脆弱，在外出前应使用防晒霜。

5. 色素沉着

色素沉着是指放疗或某些药物化疗后出现的皮肤颜色加深。最常见的造成色素沉着的化疗药物包括博来霉素、白消安、环磷酰胺、放线菌素 D、氟尿嘧啶、羟基脲和氨甲蝶呤。色素沉着可发生于皮肤或指甲。目前对抗肿瘤治疗导致的色素沉着没有特效治疗方式，不过治疗结束后通常会逐渐褪色。

6. 皮肤癌

曾接受放疗的人有罹患皮肤癌的风险，通常皮肤癌发生于受照射部位。其他危险因素包括浅色皮肤、长期阳光照射、严重晒伤、不典型或大片的色素痣以及皮肤癌的家族史。皮肤癌如果能早期诊断，通常是可以治愈的。皮肤癌主要分三类。

（1）基底细胞癌：最常见的皮肤癌，通常表现为皮肤局部的坚硬斑块或结节。随着基底细胞癌的进展，可能出现难以愈合的局部溃疡。基底细胞癌可发生于皮肤的任何位置，多见于频繁受到阳光照射或辐射的区域。预防基底细胞癌最重要的是保护皮肤免受紫外线伤害。基底细胞癌的治疗方式为手术切除病变皮损。基底细胞癌可扩散至周围皮肤，但通常不会发生内脏转移，因此一般不会威胁生命。

（2）鳞状细胞癌：是另一种皮肤癌，由紫外线照射或辐射诱发，其表现类似基底细胞癌，通常为不愈性溃疡。鳞状细胞癌比基底细胞癌更具攻击性，更容易向周边组织扩散，甚至转移至身体其他部位。由于鳞状细胞癌早期通过外科治疗通常可治愈，因此如您身上有任何可疑的皮损，请立即告知医生。早期处理是非常重要的。

（3）恶性黑色素瘤：是一种严重的皮肤癌，不像基底细胞癌，恶性黑色素瘤如果不及时治疗会转移到其他器官并可能致命。恶性黑色素瘤通常由痣发展而来。治疗恶性黑色素瘤的重点在于早期诊断，为此应当监测痣的变化。可以通过"ABCDE"五种表现来识别。

A（asymmetry），不对称性（痣的一半看上去与另一半不同）。

B（border），边缘（痣的边缘不规则，呈锯齿状或边界不清）。

C（color），颜色（痣颜色不均匀，如一颗痣中由褐色变到黑色，或出现白色、红色、蓝色等）。

D（diameter），直径（痣的直径大于 6 mm）。

E（evolving），代表进展，指的是痣的大小、颜色、形状等发生了明显变化，或者出现了出血、瘙痒、溃疡等表现。

如果您发现"ABCDE"的表现，应及时检查并治疗，通常需要切除掉。

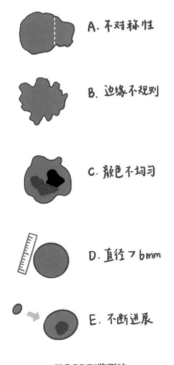

"ABCDE"监测法

三、哪些情况需要密切随访？

若您有以下危险因素，应该每个月检查自己的皮肤有无改变，并至少每年到医院做一次彻底的皮肤检查。

（1）受过辐射，包括全身放疗。

（2）接受过造血干细胞移植。

（3）曾患皮肤癌（如恶性黑色素瘤），或有皮肤癌（如恶性黑色素瘤）的家族史。

（4）有发育异常（不典型）的痣。

（5）年轻时有严重晒伤史。

四、为了保持皮肤健康可以做些什么？

最重要的是使皮肤不被晒伤，以下是您可以做的。

（1）穿戴防晒衣物和太阳镜，即使是多云或有雾。

（2）沙地、雪地、混凝土、水中和高海拔环境都会增加晒伤的风险，在这些环境中，注意保护皮肤。

（3）不要试图晒黑，远离自晒黑产品。

（4）上午 10 时至下午 2 时，避免户外活动，这期间紫外线的辐射最强。

（5）游泳或剧烈流汗时，需要反复涂抹防晒剂，或使用防水的防晒剂。这不仅能够保护您远离皮肤疾病，还有助于保持外表年轻。

第十七章

抗肿瘤治疗后的内分泌问题

在儿童时期接受抗肿瘤治疗的人可能会出现内分泌问题，这是化疗、放疗等治疗方式影响内分泌系统功能引起的。

一、什么是内分泌系统?

内分泌系统由一组调节身体多种功能如身高和体重增长、青春期发育、能量水平、尿量、压力反应等的腺体组成。内分泌系统的腺体包括垂体、下丘脑、甲状腺、肾上腺、胰腺、卵巢（女性）和睾丸（男性）。下丘脑和垂体称为主腺，因为它们控制很多内分泌腺体。儿童时期抗肿瘤治疗可损伤内分泌系统，导致相应问题。

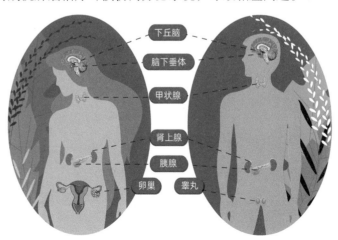

下丘脑
脑下垂体
甲状腺
肾上腺
胰腺
卵巢　睾丸

二、激素是什么？

激素是内分泌系统中携带化学信息的物质，它通过血液到达身体的各个细胞。内分泌系统可产生多种激素（如生长激素、性激素、肾上腺素和甲状腺素等），它们的共同作用是维持相应的身体功能。

第一节　垂体功能减退

一、什么是垂体功能减退？

垂体功能减退是指一种或多种垂体激素的减少或缺乏。3 种或 3 种以上的垂体激素减少或缺乏称作全垂体功能减退。

垂体分泌的激素如下。

（1）生长激素：促进骨骼及其他组织的生长，对脂肪的利用、肌肉的生长、骨骼的强健均有影响，并且影响机体的整体健康状况。

（2）促肾上腺皮质激素：促进肾上腺产生皮质醇。

（3）促甲状腺激素：促进甲状腺释放甲状腺素。

（4）促性腺激素：包括促黄体生成素和卵泡刺激素，促进睾丸和卵巢产生性激素。

（5）抗利尿激素：通过控制尿液生成来平衡机体内的含水量。

（6）催乳素：控制哺乳期妇女的母乳量。

二、垂体功能减退的危险因素有哪些？

与儿童时期抗肿瘤治疗相关的危险因素如下。

（1）头部的放疗，尤其是 30 Gy（3000 cGy）或更高强度的辐射。

（2）手术切除垂体。

（3）脑手术过程中损伤下丘脑、垂体，或下丘脑、垂体内部及邻近部位被肿瘤破坏。

（4）其他危险因素：感染、严重的头部外伤、先天性垂体发育不全。

三、垂体功能减退的症状有哪些？

具体的症状取决于缺乏的激素种类，具体如下。

1. 生长激素缺乏

生长激素影响机体骨骼、肌肉等组织的生长以及脂肪、糖类的代谢。

2. 促肾上腺皮质激素缺乏

位于肾脏顶部的肾上腺受促肾上腺皮质激素调控，产生皮质醇。如果垂体分泌的促肾上腺皮质激素不足，皮质醇的生成也会受到影响。皮质醇的作用是将机体的血压维持在正常范围内以及调节发热或受伤等的应激。

3. 促甲状腺激素缺乏

促甲状腺激素刺激甲状腺分泌甲状腺素。甲状腺素对大脑发育、生长及代谢的作用至关重要。缺乏甲状腺素的患者可出现以下症状：疲乏、嗜睡、体重增加、生长迟缓、食欲下降、怕冷、皮肤干燥、便秘、头发干枯稀疏。更多信息请参见"第四节　甲状腺问题"。

4. 促性腺激素缺乏

促黄体生成素和卵泡刺激素调控性激素的生成。在男性体内促黄体生成素和卵泡刺激素刺激睾丸产生睾酮；在女性体内刺激卵巢分泌雌激素和孕激素，这些性激素关乎青春期第二性征的发育。如果青春期缺乏促黄体生成素和卵泡刺激素，发育会出现问题。更多信息请参见"第十八章　抗肿瘤治疗后的女性健康问题"及"第十九

章 抗肿瘤治疗后的男性健康问题"。

5.抗利尿激素缺乏

抗利尿激素又称血管升压素，由下丘脑合成后储存在垂体中。当机体缺水时，垂体释放抗利尿激素，促进肾脏对水的重吸收，减少尿液生成。当抗利尿激素分泌不足时，尿液产生过多，导致尿崩症，有过度口渴和尿频的表现。

四、如何筛查？

所有儿童肿瘤康复者应每年体检一次，检查项目包括身高、体重、青春期发育状况评估、整体健康状况评价。如果发现内分泌问题，需要做进一步检查并转诊至内分泌科。

第二节　生长激素缺乏

一、什么是生长激素缺乏？

生长激素是由垂体产生的。儿童要想长到足够的高度，就需要足量的生长激素。生长激素联合甲状腺素＋运动＋均衡营养＋休息，帮助儿童成长。生长激素可促进骨骼的生长，维持正常的血糖水平，使牙齿正常生长，调节心脏和血管的功能，同时对身体利用脂肪、合成肌肉、强健骨骼等也有帮助。生长激素在调节情绪和心情方面也起一定的作用。总之，生长激素影响着整个身体的健康。在健康人中，生长激素的产生一直持续到成年。成年时期，身体仅需要少量的生长激素以维持脂肪、肌肉和骨骼的功能。

抗肿瘤治疗如对头部的放疗或手术，可使产生生长激素的腺体分泌失调。垂体不能产生足够的生长激素，导致生长激素缺乏，从而引起患儿身材矮小。当然，生长激素缺乏也可以发生在未经过抗肿瘤治疗的人身上。

二、生长激素缺乏有哪些表现？

生长缓慢是儿童生长激素缺乏最明显的表现之一。生长激素缺乏的人通常每年身高增长小于 5 cm，身材矮小，但身材比例正常，比同龄人看上去小。

生长激素缺乏的成人有各种不同的生理表现，如骨骼小、肌肉强度小、身体脂肪增加或血胆固醇水平高。同时还有情感症状，如疲劳、焦虑、烦躁、郁闷、无心向学或性欲下降。

三、生长激素缺乏的危险因素有哪些？

与儿童时期抗肿瘤治疗有关的危险因素如下。

（1）在达到标准成人身高前接受抗肿瘤治疗，特别是非常年幼时。

（2）以下部位接受放疗：①头部（颅脑）；②眼睛或眼眶；③耳或颞下区鼻咽；④全身。

（3）头部的手术，特别是垂体所在的部位（鞍上区）。

四、如何发现生长激素缺乏？

所有的儿童肿瘤康复者应该每年体检一次，项目包括身高和体重测量、青春期状态和营养状况的评价，以及整个身体状况的评估。具有上述危险因素者，应该每 6 个月体检一次，直到生长完成。如果有生长不良的迹象，应尽早完善左手骨龄片检查。同时排除其他可能引起生长问题的原因，如甲状腺功能减退等。

五、怎样治疗生长激素缺乏？

一旦发现生长激素缺乏，请到内分泌科门诊就诊。内分泌科专家将进一步检查并全面评估。对于正常儿童而言，当生长激素缺乏时，可以通过注射生长激素替代治疗。对于有肿瘤病史的患儿，以前认为生长激素可能会促进肿瘤的生长、复发、转移乃至新肿瘤发生，一般采取保守态度，尽量不用生长激素替代治疗。2022年的《生长激素替代治疗在癌症以及颅内肿瘤患者中安全性的共识声明》指出，目前研究证据不认为生长激素替代治疗会导致生长激素缺乏的肿瘤患者复发及死亡风险增加；与人体本身基因缺陷及肿瘤相关治疗相比，生长激素导致继发肿瘤的风险很小。权衡风险及获益后，肿瘤缓解期成年生长激素缺乏患者可以考虑进行生长激素补充。如儿童过于矮小，可以考虑生长激素替代治疗，替代药物的剂量和监测方法遵循一般患者的相关建议，但需要保持更高的警惕，以免过度治疗，并及时监控可能的肿瘤复发。

第三节　性　早　熟

一、什么是性早熟？

女孩青春期通常在 8 ～ 13 岁，男孩青春期通常在 9 ～ 14 岁。青春期的时间受到遗传因素的影响，故存在家族聚集性。大多数女孩在 10 岁或者 11 岁开始出现乳房发育，然后是阴毛出现，通常在 12 ～ 13 岁月经来潮。男孩一般会在 11 ～ 12 岁开始出现睾丸增大，继而出现阴毛。

性早熟意味着在上述时间之前出现性成熟的迹象（如阴毛出现或

乳房发育）。大多数医生认为，如果一个女孩在 7.5 岁之前第二性征发育（乳腺发育）就称为性早熟，男孩在 9 岁之前第二性征发育（睾丸增大）称为性早熟。性激素提前释放会导致生长加快，骨骼迅速生长，女孩过早月经来潮。骨骼的过早成熟导致生长时间缩短，因此性早熟的孩子最终身高通常比正常孩子要矮。

二、发生性早熟的危险因素有哪些？

（1）头部放疗，特别是 18 Gy（1800 cGy）或更高剂量的放疗。

（2）女性。

（3）抗肿瘤治疗时年龄过小。

（4）超重。

三、为什么会出现性早熟？

放疗可使下丘脑和垂体受到损害，诱使卵巢或睾丸提前产生雌激素或雄激素。在某些情况下，由于卵巢、睾丸或肾上腺的异常，早期会出现性成熟特征。医生可以通过检查来了解性早熟的病因是在大脑还是身体的其他部位。

四、如何发现性早熟？

所有儿童肿瘤康复者应至少每年进行一次体检，包括身高、体重的测量，以及青春期进展的评估。如果有加速生长和性早熟的迹象，可以抽血化验来确认大脑产生的性激素（卵泡刺激素、黄体生成素）水平，以及睾丸或卵巢分泌的激素（睾酮或雌二醇）水平。有时也可通过 X 线来检查骨骼发育年龄（骨龄）。

五、如何治疗性早熟？

如果您的检查结果提示异常，应该转诊至内分泌科，可以使用药物暂时阻止性早熟和降低骨骼成熟率。尽早评估和处理性早熟带来的心理影响也十分重要，虽然性早熟患儿的外表成熟，但是他们的思想、情感和行为仍然处于他们的实际年龄水平。

第四节　甲状腺问题

一、什么是甲状腺？

甲状腺位于颈部气管的前方，可产生甲状腺素（T_4）和三碘甲状腺原氨酸（T_3），促进生长和智力发育，调节身体的新陈代谢。垂体通过释放促甲状腺激素调控甲状腺的分泌功能，机制如下。垂体释放促甲状腺激素，调节血液中 T_3 和 T_4 的水平。若 T_4 和 T_3 含量少，垂体就产生更多的促甲状腺激素，促进甲状腺释放甲状腺素；若 T_4 和 T_3 含量高，垂体会减少促甲状腺激素的释放，从而减少甲状腺素的释放。

二、哪些抗肿瘤治疗会引起甲状腺问题？

儿童肿瘤康复者出现甲状腺损伤常常是因为头部或颈部接受了放疗。一般会出现以下几种甲状腺问题，如甲状腺功能减退症（以下简称"甲减"）、甲状腺功能亢进症（以下简称"甲亢"）、甲状腺良性结节或恶性肿瘤。

这些损伤通常很容易处理，但是较隐匿，可潜伏多年，需要定期检查才能尽早发现，以便采取合适的治疗。

手术切除甲状腺（甲状腺切除术）和放射性碘治疗（^{131}I甲状腺消融）可导致甲状腺素水平下降，下降程度取决于切除或破坏的甲状腺组织的范围。

三、什么是甲状腺功能减退症？

甲状腺功能减退症是儿童肿瘤康复者最常见的甲状腺问题。甲状腺功能减退时，甲状腺素水平下降，人体的新陈代谢减慢。以下是儿童肿瘤康复者可能出现的甲状腺功能减退症类型。

1. 原发性甲状腺功能减退症

是由甲状腺的直接损伤或手术切除引起的。原发性甲状腺功能减退症患者的血液检查显示促甲状腺激素较高，这是垂体对受损甲状腺分泌的 T_3 和 T_4 低于正常水平产生的反馈。

2. 中枢性甲状腺功能减退症

是由下丘脑或垂体损伤引起的。中枢性甲状腺功能减退症患者的血液检查显示促甲状腺激素、T_3 和 T_4 水平都降低，是因为垂体不能够产生足够的促甲状腺激素来刺激 T_3 和 T_4 的分泌。

3. 代偿性甲状腺功能减退症

为维持血液中的甲状腺素水平，垂体会分泌过多的促甲状腺激素，这时就会出现代偿性甲状腺功能减退症。这是放疗后的暂时性问题或甲状腺开始衰竭的迹象。代偿性甲状腺功能减退症患者的血液检查显示促甲状腺激素高于正常水平，而 T_3 和 T_4 处于正常水平。对代偿性甲状腺功能减退症患者，可以使用甲状腺素治疗，以减轻甲状腺的负担。

四、甲状腺功能减退症的症状和体征有哪些？

包括：① 感到疲乏；② 声音嘶哑；③ 难以集中注意力；④ 情

绪低落；⑤ 便秘；⑥ 身体虚弱；⑦ 感到寒冷；⑧ 眼睛水肿；⑨ 生长发育缓慢；⑩ 青春期延迟；⑪ 面部和手部水肿；⑫ 体重增加；⑬ 皮肤干燥；⑭ 头发枯黄；⑮ 肌肉关节疼痛；⑯ 心率减慢；⑰ 低血压；⑱ 高胆固醇水平；⑲ 运动耐力差。

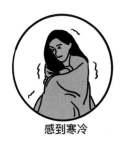

感到寒冷

甲状腺功能减退的典型症状

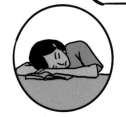

疲惫嗜睡

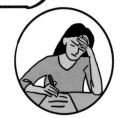

注意力不集中

五、甲状腺功能亢进症是什么？

甲状腺功能亢进症是指甲状腺功能过于活跃，甲状腺素水平增高，人体的新陈代谢加快。

甲状腺功能亢进症的症状和体征可能包括：① 神经过敏；② 焦虑；③ 注意力难以集中；④ 疲乏；⑤ 肌肉无力；⑥ 震颤；⑦ 心动过速或不规律；⑧ 出汗增多；⑨ 总是感觉炎热；⑩ 腹泻；⑪ 体重减轻；⑫ 月经周期不规律；⑬ 眼球突出；⑭ 颈部压痛和肿块；⑮ 运动耐力差。

六、甲状腺结节和甲状腺癌是什么?

甲状腺结节和甲状腺癌可能发生在甲状腺放疗后,主要表现为生长缓慢的无痛性肿块,一般无其他症状。

七、易出现甲状腺问题的高危人群有哪些?

若放疗直接影响甲状腺功能,可导致原发性甲状腺功能减退症、代偿性甲状腺功能减退症、甲状腺结节或甲状腺癌的发生风险增高。头部接受高剂量的照射,尤其是超过 30 Gy 或 3000 cGy 放疗的患者有继发甲状腺功能亢进症的风险。

对以下区域放疗会直接影响甲状腺功能:头部;颈部;脊柱(如颈椎);全身。

接受放射性碘治疗(^{131}I)或甲状腺切除术的人也有患甲状腺功能减退症的风险。

接受可能影响垂体的放疗的人群有患中枢性甲状腺功能减退症的风险。头部接受高剂量的照射,尤其是超过 30 Gy 或 3000 cGy 的辐射有可能影响垂体。

增加儿童肿瘤康复者甲状腺疾病风险的因素包括:女性;高剂量放疗;治疗时年龄小。

甲状腺疾病可能会在放疗后很短时间内出现,但一般发生在几年后。如果治疗及时,甲状腺疾病会很容易处理。

八、风险人群应如何随访?

甲状腺疾病可在抗肿瘤治疗多年后发生,因此建议对儿童肿瘤康复者中有甲状腺疾病患病风险的人定期随访。定期评估生长情况,检查甲状腺及血液中促甲状腺激素和 T_4 的水平,特别是在快速发育期,应该更频繁地监测甲状腺素水平。

有甲状腺疾病患病风险的女性在怀孕前及孕期应检查甲状腺素水平，因为孕妇如患有甲状腺疾病，可能会导致胎儿出现发育问题，所以这个时期的检查十分必要。

九、如何治疗甲状腺疾病？

如果是甲状腺素水平问题，您应该转诊至内分泌科继续治疗。若是甲状腺上发现肿块，应转诊到甲状腺外科，在那里进行评估和治疗。

（1）所有类型的甲状腺功能减退症患者都需要每日服用甲状腺素替代药物。这种治疗一般是终生的。代偿性甲状腺功能减退症患者，甲状腺功能恢复正常后可停止替代治疗。

（2）甲状腺功能亢进症可以通过几种方式进行治疗，包括药物减少甲状腺素的产生、甲状腺消融术即用放射性碘（^{131}I）治疗破坏腺体中产生激素的细胞、手术切除甲状腺。内分泌科专家会根据患者情况确定最佳治疗方案。治疗甲亢的同时可能会引起甲状腺功能减退症，这时需每日服药以补充甲状腺素。

（3）对于甲状腺结节，需要使用超声和组织活检以判断是否有癌变。若有较大结节，担心进展为甲状腺癌，可以在医生指导下手术治疗。

（4）甲状腺癌治疗方法是手术切除癌灶和周围部分正常甲状腺组织。手术后，可通过放射性碘（^{131}I）治疗破坏残留的甲状腺组织。术后患者需要日常服药以补充甲状腺素。

第十八章

抗肿瘤治疗后的女性健康问题

儿童时期抗肿瘤治疗是否影响女性生殖功能取决于很多因素，如女孩接受抗肿瘤治疗时的年龄、肿瘤的类型和部位以及接受治疗的情况。本章将介绍女性生殖器官（如卵巢）是如何工作的，以及儿童时期的抗肿瘤治疗如何影响它们。

一、女性生殖系统的结构及功能

出生时，卵巢拥有毕生所有的卵泡。青春期来临时，大脑垂体释放卵泡刺激素和黄体生成素，卵巢接收到信号后分泌雌激素和孕

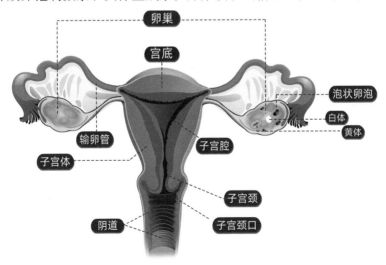

激素，这两种激素对于维持女性生殖功能十分必要。在每个月经周期中，一个卵泡会成熟并从卵巢中释放出来，形成卵子。如果卵子没有受精，月经开始。以上情况大约每 28 d 循环重演。随着年龄的增长，卵子的供应逐渐减少。当大多数卵子从卵巢释放出来时，绝经期开始，月经周期停止，卵巢停止分泌激素，女性不能怀孕。

二、抗肿瘤治疗如何影响卵巢功能？

某些化疗药物、放疗和手术会损害卵巢，减少激素的分泌和卵子的供应。卵巢不能分泌激素和供应卵子，称为卵巢功能衰竭。

三、卵巢功能衰竭的原因是什么？

1. 化疗药物

化疗药物中的烷化剂（如环磷酰胺、氮芥和白消安）会影响卵巢功能。抗肿瘤治疗中烷化剂的总剂量越高，卵巢受损的可能性越大。如果抗肿瘤治疗中同时使用放疗和烷化剂化疗，卵巢功能衰竭的风险会增加。

2. 放疗

可以通过以下 2 条途径影响卵巢。

（1）卵巢或卵巢附近的放疗可直接引起原发性卵巢功能衰竭。接受放疗时的年龄和放疗总剂量直接影响卵巢功能。一般来说，接受放疗总剂量相同，女童比少女或年轻女性发生卵巢功能损害的概率要小。然而，无论年龄如何，如果放疗总剂量太大，都会导致卵巢功能停止运行。

（2）头部放疗可间接引起继发性卵巢功能衰竭。垂体位于脑部的中央，产生维持卵巢正常功能所需的两种激素（黄体生成素和卵泡刺激素）。若头部接受高剂量的放疗，垂体可受到损害从而导致两种激素水平低下。

3. 手术

手术切除两侧卵巢（双侧卵巢切除术）会直接导致卵巢功能衰竭。这种卵巢功能衰竭有时被称为手术绝经。如果行单侧卵巢切除术，也会影响激素的分泌，更年期可能会提前到来，又称为过早更年期。

四、哪些抗肿瘤治疗会增加卵巢功能衰竭的风险？

接受以下治疗的女性可能有卵巢功能衰竭的风险。

1. 下列任何部位的放疗

①整个腹部；②骨盆；③低位脊柱（腰椎和骶区）；④全身；⑤头部接受 30 Gy（3000 cGy）或以上剂量的放疗。

2. 化疗

（1）烷化剂：①白消安；②卡莫司汀；③苯丁酸氮芥；④异环磷酰胺；⑤洛莫司汀；⑥甲氧氮芥；⑦美法仑；⑧丙卡巴肼；⑨噻替哌。

（2）非经典的烷化剂：①达卡巴嗪；②替莫唑胺。

（3）重金属：①卡铂；②顺铂。

3. 手术

切除一侧或两侧卵巢。

五、抗肿瘤治疗对女性生殖系统有什么影响？

1. 不能进入青春期

如果在青春期前接受可能导致卵巢功能衰竭的抗肿瘤治疗，女孩可能不能进入青春期，需要接受激素治疗。如果发生了卵巢功能衰竭，需要儿童内分泌科医生来做进一步的评估和管理。

2. 月经周期的暂时停止

很多已经来月经的女性在抗肿瘤治疗期间会停止月经周期。大多数人的月经周期在治疗结束后会恢复，所需时间长短不等。有的很快恢复，而有的需几年才重新开始月经来潮。因为卵子在月经周期前就释放了，所以需要注意可能在月经周期恢复之前怀孕。如果暂时没有怀孕计划，即使月经周期还没有恢复，也建议采取避孕措施。

3. 月经周期永久性停止（过早绝经）

月经周期永久性停止的平均年龄为 51 岁。在已月经来潮的女性中，有些在接受抗肿瘤治疗后会出现永久性的卵巢功能衰竭。有些女性可以恢复月经周期，但月经周期永久性停止比平均年龄早。对于有过早绝经风险的女性来说，最好不要把生育时间推迟到 30 岁以后，因为抗肿瘤治疗后生育时期可能会缩短。

4. 雌激素缺少

雌激素对于女性维持生殖功能、骨骼健康、心脏健康和整体健康都很重要。卵巢功能衰竭的女性不能产生足够的雌激素，因此需在内分泌科专家的指导下行激素替代治疗。

5. 不孕不育

指性生活正常，在无避孕措施情况下至少一年都无法怀孕。女性不孕的原因主要有卵巢不能产生卵子（卵巢功能衰竭）、生殖器官不能维持怀孕。儿童肿瘤康复者不孕可能与手术、放疗、化疗有关，也可能与抗肿瘤治疗以外的因素有关。一个女性如果有规律的月经周期和正常的激素水平（黄体生成素、卵泡刺激素和雌激素），她受孕及生育的概率就会很大。一个女性如果没有规律的月经周期，或者通过激素替代治疗才能进入青春期或维持规律的月经周期，她不孕的概率会很大。双侧卵巢切除的女性将不能生育。有以上不孕风险的女性可以向生殖科专家和肿瘤科医生咨询。

6. 怀孕风险

儿童时期抗肿瘤治疗可能使儿童肿瘤康复者在怀孕、分娩和分娩过程中遇到更多的困难。

（1）整个腹部、骨盆、低位脊柱或全身接受过放疗的女性可能有流产、早产或在分娩过程中出现问题的风险。

（2）接受蒽环类药物（如阿霉素或柔红霉素）化疗和上腹部或胸腔放疗的女性，可能存在心脏问题，使怀孕和分娩变得更艰难。

具有以上危险因素的女性在孕期应找一位对处理高危妊娠具有丰富经验的产科医生随诊。

值得强调的是，儿童时期肿瘤及抗肿瘤治疗不会增加康复者孩子的出生缺陷或者患肿瘤风险。极少数情况下，如果儿童时期肿瘤是遗传性的，那么其后代患肿瘤的风险增高。如果您不确定肿瘤的种类是否有遗传性，可以向肿瘤科专家咨询。

六、如何监测？

女性若接受过可能影响卵巢功能的抗肿瘤治疗，每年应该做一次体检，内容包括仔细评估青春期性发育进展、月经史、激素水平（黄体生成素、卵泡刺激素和雌激素）。如果发现任何问题，可以咨询内分泌科医生。对于已经发生卵巢功能衰竭的女性来说，骨密度检查也是十分必要的，有利于发现骨质疏松。

第十九章

抗肿瘤治疗后的男性健康问题

儿童时期抗肿瘤治疗对男性生殖功能的影响取决于很多因素，包括接受抗肿瘤治疗时的年龄、肿瘤部位、分型及治疗方式。本章将介绍男性生殖系统的功能以及儿童时期抗肿瘤治疗对它的影响。

一、男性生殖系统是怎样的？

男性生殖系统包含许多结构：睾丸位于阴囊中，阴囊是悬挂于阴茎后方的松弛袋状皮肤。睾丸内有睾丸间质细胞和生精细胞，两者分别产生雄激素（睾酮）和精子。男孩进入青春期时，垂体释放卵泡刺激素和黄体生成素，睾丸开始产生睾酮和精子。随着青春期进

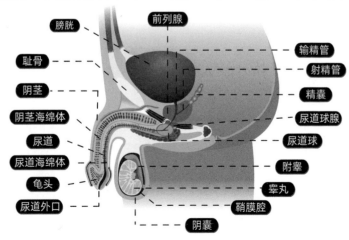

膀胱　前列腺　输精管　耻骨　射精管　阴茎　精囊　阴茎海绵体　尿道球腺　尿道　尿道球　尿道海绵体　附睾　龟头　睾丸　尿道外口　鞘膜腔　阴囊

展，在睾酮的作用下，男孩的声音变粗，阴茎和睾丸增大，胡子和体毛生长，肌肉快速发育。

二、儿童时期的抗肿瘤治疗如何影响男性生殖系统？

（1）抗肿瘤治疗可造成不育症。不育症可发生于接受过某些化疗、头部或垂体放疗、涉及男性生殖系统手术的人群。

（2）抗肿瘤治疗还可能引起睾酮缺乏，导致男性性腺功能减退症或间质细胞功能障碍，即睾丸不能生产足够的雄激素（睾酮）。如果发生在青春期前，则在内分泌科医生的指导下替代使用睾酮，否则将无法进入青春期。如果发生在青春期后，也需要接受睾酮治疗以维持骨骼和肌肉的强度、合适的脂肪分布、性欲及勃起能力。

三、哪些原因可导致男性生殖系统疾病？

1. 烷化剂

如环磷酰胺、氮芥、丙卡巴肼可造成不育症。治疗期间使用烷化剂的总剂量对于判断生精细胞是否受损，有重要意义。使用烷化剂的总剂量越大，发生不育症的可能性越大。超大剂量可能造成睾酮缺乏。若烷化剂与放疗联合使用，不育症的风险会进一步增加，同时也存在睾酮缺乏的风险。

2. 放疗

可从 2 条途径影响睾丸功能。

（1）睾丸或睾丸附近的放疗：生精细胞对放疗非常敏感。大部分睾丸接受大于 6 Gy 辐射的男性都会患上不育症。产生睾酮的间质细胞对放疗和化疗有更强的抵抗力。但如果放射剂量在 12 Gy 以上，间质细胞也可能功能受损，导致睾酮缺乏。

（2）垂体的放疗：头部的放疗可能会损伤垂体，从而影响其向睾丸传递信号，导致产生精子和睾酮的激素水平低下。卵泡刺激素和黄体生成素水平低下的男性需要终生额外补充睾酮。不过，有些男性患者通过专业的激素治疗可以重新获得生育能力。因此，由于头部放疗患上不育症并希望重拾生育能力的男性可以积极咨询生殖科专家。

3. 手术

双侧睾丸切除术将直接导致不育症和睾酮缺乏。骨盆手术如腹膜后淋巴结清扫术或脊柱手术，有时会导致神经损伤而妨碍射精。前列腺或膀胱切除术可能导致勃起或射精困难。后两种情况中，精子的生成可能没有受到影响，可以通过特殊的方法辅助生育，如人工取精和人工授精。

四、哪些抗肿瘤治疗方式会增加男性生殖系统的发病风险？

1. 化疗

大剂量使用烷化剂可能造成不育症，超大剂量使用时可造成睾酮缺乏。这些药物如下。

（1）烷化剂：①白消安；②洛莫司汀；③卡莫司汀；④苯丁酸氮芥；⑤美法仑；⑥环磷酰胺；⑦丙卡巴肼；⑧异环磷酰胺；⑨噻替派。

（2）非经典烷化剂：①达卡巴嗪；②替莫唑胺。

（3）重金属：①卡铂；②顺铂。

2. 放疗

对以下区域的放疗可能造成不育症：①睾丸；②全身照射；③头部，尤其是剂量大于 30 Gy 时。

除了造成不育症外，对睾丸（≥ 12 Gy）或头部（≥ 30 Gy）的大剂量辐射也可能造成睾酮缺乏。

3.手术治疗

可造成不育症或破坏正常性功能的手术包括：①双侧睾丸切除术（一定导致不育）；②单侧睾丸全切或部分切除术；③腹膜后淋巴结清扫术；④腹膜后肿瘤切除术；⑤骨盆手术；⑥膀胱切除术；⑦前列腺切除术；⑧脊柱手术；⑨脊柱旁肿瘤切除术。

此外，双侧睾丸切除术会导致睾酮缺乏，单侧睾丸全切或部分切除术可能导致睾酮水平低下。

五、如何随访？

如果男性接受过会使生殖系统疾病发病风险升高的治疗，他们应该每年进行一次包含性发育评估在内的检查。完善激素水平（卵泡刺激素、黄体生成素、睾酮）的测定，如果发现任何问题，推荐转诊至内分泌科、泌尿科或生殖科。双侧睾丸切除的男孩应从 11 岁起定期在内分泌科医生处随诊。

六、对于睾酮水平低下或缺乏者可以采取哪些措施？

睾酮水平低下或缺乏的男性患者应该接受睾酮的替代治疗。内分泌科医生会根据患者情况决定最适合的治疗方案。

七、该如何自检是否不育？

不育与性功能无关。有些人可能会表现出睾丸体积和坚硬度的下降，但有时候不育没有临床表现。

双侧睾丸切除术后的男性将无法生产精子，不育是永久的。对男性而言，检查精子功能的唯一确定方式是精液分析。这项检查可以检测精液中精子的外观、活动和浓度。一份以上样品的精液分析显示精液样本中无精子（无精症），提示不育症。

放疗造成的不育很可能是永久的。不过，有些人在化疗完成数月或数年后可能恢复精子的生成功能；而有些化疗损伤可能是永久的。对于儿童肿瘤康复者尤其是那些化疗结束仅数年的患者，无法判断精子的生成功能最终是否可以恢复。因此，多与生殖科专家沟通，不要轻言放弃！

八、什么时候应该去做精液分析？

任何关心自己生育能力的性成熟男性都应该进行精液分析。绝大多数的成人医院都可以开展精液分析。如果精液分析的结果在正常范围内，就可以自然怀孕。

九、如果精子计数低会怎样？

如果结果提示没有精子（无精症）或精子计数低（精子减少症），应该重复进行检查。化疗后，恢复精子生成功能可能要经过 10 年时间。如果您曾接受过可能使精子计数低的化疗，每隔数年的定期检查非常重要。此外，男性的精子数量每天都会变化，低于正常的检查结果可能会在一两个月后的样本中得到改善。精子的数量和质量可能会随着化疗结束后时间的延长而不断改善。

精子计数低的男性不能以此避免怀孕，即使精子计数低，也有怀孕的可能。如果不希望怀孕，要采取相应的避孕措施。

如果希望怀孕，精子计数低的男性可利用辅助生殖技术。为了获得相关信息，可以向生殖科专家寻求帮助。

十、如果精液分析没有检出精子，还有什么选择？

如果结果提示没有精子（无精症），而且希望要孩子，应该咨询男性不育症方面的专家。目前在处理男性不育症方面有许多医学进展。外科医生已经可以在精液分析没有检出精子的男性体内找到活跃的生精区域，通过外科手段采集精子，从而辅助怀孕。无精症可能与化疗没有联系，而是其他疾病的治疗导致的。

不能产生精子的男性还有其他选择，如供精人工授精。供精人工授精使用其他男性（匿名捐献者）的精子。供精人工授精下出生的孩子只与母亲有生物学联系。除此之外，还可以选择收养没有生物学联系的孩子或不要小孩。

十一、如何使用治疗前冷藏保存的精子？

这取决于存储的数量与质量。在抗肿瘤治疗前保存了精子的男性需要与生殖科医生合作，以最佳的方式使用冷藏保存的精子。

十二、如果手术切除了单侧睾丸的全部或一部分会怎样？

单侧睾丸全切或部分切除术后，生育能力和睾酮的产生通常不会受到影响，但患者仍应采取措施保护残存的睾丸免遭伤害，在参加任何有可能造成腹股沟区域受伤的活动时（如接触类运动、打棒球等），穿戴带有护裆的下体弹力护身。如果您残存的睾丸受到放疗照射，或接受可能影响睾丸功能的化疗，则可能引起上述的生殖问题。

十三、如果怀孕会有怎样的风险？

幸运的是，大多数情况下，儿童肿瘤康复者孩子的患肿瘤或出生缺陷的风险不会增加。在少数情况下，如果父母儿童时期所患肿瘤为基因（遗传）相关的类型，则有将肿瘤遗传给孩子的风险。因此，您应该向肿瘤科医生确认您所患肿瘤是否有可能遗传给后代。

第二十章

如何保持眼健康

儿童时期抗肿瘤治疗如头部、眼部放疗对眼健康会产生长期影响。放射性碘（^{131}I）治疗和慢性移植物抗宿主病也可以影响眼健康。由于视力对日常生活非常重要，因此儿童肿瘤康复者需定期进行眼科检查。

一、眼睛是如何工作的？

眼是精密的器官，它能将光信号转变为神经冲动传到大脑，人体从而可以感知到图像。眼位于颅骨上的眼眶区域内。结膜是一层薄组

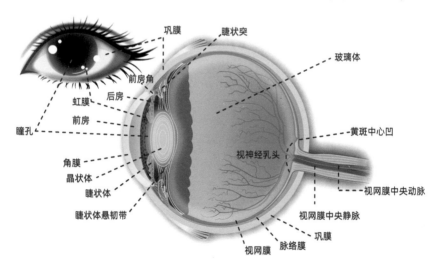

织，覆盖并保护眼球和眼睑。眼泪由位于眼眶外上方的泪腺产生，泪液流经眼球起到润滑作用，并由眼眶内角的泪管排出。光经一层透明的组织即角膜进入眼球。角膜弯曲并聚焦光线，使光线穿过眼球的入口瞳孔。瞳孔控制光线进入眼球的多少。位于瞳孔后方的晶状体，将光线聚焦至沿眼球后壁的视网膜。视网膜中的神经细胞将光信号转变为电脉冲并经视神经传入大脑，人体感知到图像。

二、儿童抗肿瘤治疗后可能并发哪些眼科疾病？

1. 白内障

即晶状体混浊。白内障发生时，光线无法轻易通过晶状体。具体症状详见"第二十一章 抗肿瘤治疗后的白内障"。

2. 干眼症

放疗或慢性移植物抗宿主病导致泪腺分泌泪液减少，可引起眼睛刺痛、眼红，严重时可引起角膜炎，表现为异物感、流泪和畏光。

3. 泪管萎缩

眼或眼眶的放疗或放射性碘（^{131}I）治疗可导致泪管萎缩，泪液无法排出而流泪。

4. 其他眼科疾病

以下眼科疾病不常见，通常见于眼或眼眶部位接受过剂量 30 Gy 以上放疗的患儿。

（1）眼眶发育不全：眼球及周围组织的发育不全，表现为眼球小、眼眶狭窄。

（2）眼球内陷：眼球沉入眼眶内部。

（3）角膜炎：角膜的炎症，表现为眼表疼痛和对光敏感。

（4）毛细血管扩张，球结膜充血：球结膜（眼白）毛细血管扩张，一般没有任何症状，但会影响外观。

（5）视网膜病：视网膜受损，主要症状是无痛性视力丧失。如黄斑（视网膜上的中央视觉区域）受损可导致视力模糊。

（6）视神经病：将信号从眼传入大脑的神经受损，导致视力丧失。

（7）视盘病变：视盘（视神经穿出眼球的部位）肿胀。

（8）青光眼：指眼压增高损害视神经，导致视力丧失。

三、哪些抗肿瘤治疗会增加眼科疾病的发病风险？

1. 以下区域曾接受剂量高于 30 Gy 的放疗

①眼；②眼眶；③头部。

2. 其他可以增加发病风险的因素

（1）放射性碘（^{131}I）治疗，增加泪管萎缩的风险。

（2）脐带血、造血干细胞移植后的慢性移植物抗宿主病，增加干眼症的风险。

（3）糖尿病增加视网膜和视神经相关疾病的风险。

（4）高血压增加视神经病的风险。

（5）频繁暴露于太阳光下会增加白内障的风险。

（6）某些化疗药物如放线菌素 D 和多柔比星，与放疗一起使用时会增加眼科疾病的风险。

四、如何随访检查？

1. 以下人群至少每年由眼科医生进行一次专业的评估

（1）接受过头、眼或全身放疗。

（2）患眼部相关肿瘤。

（3）有慢性移植物抗宿主病（脐带血或造血干细胞移植后导致）。

眼科专科检查应包括视力普查、白内障检查以及一整套眼内结构的检查。有视力问题表现的人应在眼科定期随访。

2. 以下人群推荐至少每年由义眼制造者进行一次评估

（1）单眼，由于肿瘤或治疗引起的并发症已被摘除一个眼球。

（2）义眼不合适。

3. 放射性碘（^{131}I）治疗后泪液过多的人群

应在专业眼科医生指导下定期评估。

五、出现哪些眼部症状时需要就诊？

如果出现下列症状中的任意一条，请及时门诊就诊。

（1）视物模糊。

（2）复视（视物重影）。

（3）盲点（黑影遮挡）。

（4）对光敏感（畏光）。

（5）夜间视力差。

（6）眼表或眼睑的持续刺激感。

（7）眼泪过多。

（8）眼刺痛。

（9）眼睛干涩，发红。

六、眼科疾病如何治疗？

（1）白内障：详见"第二十一章　抗肿瘤治疗后的白内障"。

（2）眼眶发育不全：通常不需要治疗，严重情况下需要重建眼眶骨骼。

（3）眼球内陷：通过眼科整形手术重建眼眶。

（4）泪管萎缩：若泪液过多严重影响生活，可实行手术以增加泪液的排出通道。

（5）干眼症：治疗包括频繁使用人工泪液或药膏以保持眼表湿

润。严重情况下，可通过手术阻断泪液排出系统以减少泪液的流失。

（6）角膜炎：推荐频繁使用人工泪液或药膏以保持眼表湿润。在睡眠期间修复眼表可以提高治愈率。对感染引起的角膜炎应使用抗菌滴眼液或药膏治疗。极少数严重情况下，需进行角膜移植术。

（7）毛细血管扩张，球结膜充血：不需要治疗，定期观察。

（8）视网膜病：可能需要激光或光凝治疗。少数情况下，病情严重者需手术摘除眼球。

（9）视神经病：目前暂无有效治疗手段。

七、如果发生视力下降应该做些什么？

如果检测到视力下降，应遵循眼科医生的治疗建议。若视力不能矫正，需寻求社会提供的特别服务。

八、如何保护视力？

无论您是否患有抗肿瘤治疗相关的眼部疾病，保护眼睛都是非常重要的。可以采取以下预防措施。

（1）定期于眼科门诊随诊。

（2）阳光明亮时佩戴有紫外线防护功能的太阳镜。

（3）运动时，佩戴适于该运动项目的护目镜。

（4）避开尖锐、突出、零件可抛出的玩具。

（5）不要燃放烟花，以防意外伤害。

（6）谨慎使用有危险的家用化学制剂。

（7）使用剪草机、磨边机等危险设备时需佩戴护目镜。

（8）若发生眼外伤，立即去医院就诊。

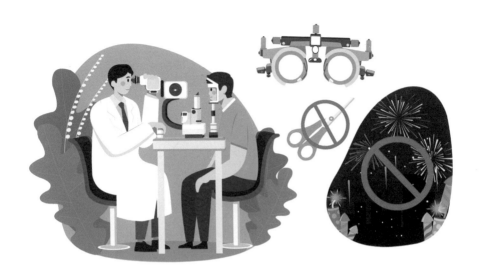

第二十一章

抗肿瘤治疗后的白内障

儿童抗肿瘤治疗中的化疗药物或放疗会增加白内障发生的风险。因为视力对日常生活非常重要，接受过这些治疗的儿童肿瘤康复者应该注意眼健康，定期检查。

一、什么是白内障？

白内障是指清晰的晶状体变得混浊。白内障通常发展缓慢，随着混浊程度的加剧，视力会逐渐受到影响。

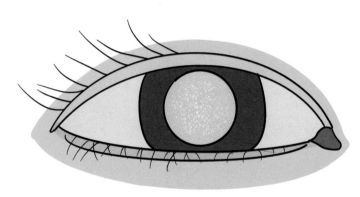

白内障　晶状体浑浊

二、白内障是怎样影响视力的?

眼睛是一个很特别的器官，能使感受到的光信号转换成电脉冲并传输到大脑，随后大脑感知到图像。进入眼睛的光线通过角膜折射和聚焦穿过瞳孔。瞳孔主要能控制进入眼睛光线的数量。晶状体位于瞳孔后面，将光线聚焦于视网膜，视网膜中的神经细胞将光信号转变成电脉冲，最后通过视神经传给大脑感知图像。当晶状体变得混浊时，传送给大脑的图像就会变模糊。

三、白内障的症状有哪些?

症状包括：①无痛性视力模糊；②对光敏感；③复视；④较弱的暗视力；⑤看到的物体褪色或泛黄；⑥需要频繁更换眼镜或者隐形眼镜。

四、哪些抗肿瘤治疗会增加患白内障的风险?

（1）某些药物治疗，包括：①白消安；②糖皮质激素，如泼尼松、地塞米松。

（2）放疗：①眼和周围组织（眼眶）；②头部；③全身。

（3）其他因素：①频繁暴露于太阳光下；②抗肿瘤治疗的时间长。

五、建议做哪些检查?

（1）每年体检时，注意对眼睛做常规检查。

（2）有下列情况时，建议于眼科就诊。

① 如果有全身照射、对头部或眼睛进行高剂量（30 Gy 或者 3000 cGy 以上）放射、累及眼部的肿瘤史，每年检查一次。②如果有较低剂量的放疗史，每 3 年检查一次。

六、如何治疗白内障？

不是所有的白内障都需要治疗。有些白内障患者可以在眼科医生的密切监测下随访，不用特殊处理，除非视力出现问题。白内障唯一的治疗方法是手术切除混浊的晶状体，然后用人工晶状体替代。白内障手术风险较低，通常能成功恢复视力。

第二十二章

如何保持口腔健康

儿童时期的抗肿瘤治疗会增加口腔疾病发生的风险。因此，对于抗肿瘤治疗成功的儿童来说，了解口腔的护理对于维持健康尤为关键。

一、哪些抗肿瘤治疗是口腔问题的危险因素？

（1）在恒牙全部长齐前接受化疗及放疗，特别是治疗时小于10岁。

（2）颌面部相关器官（如唾液腺、上下颌骨等）的放疗。

（3）硫唑嘌呤等免疫抑制剂治疗（如接受造血干细胞移植的患者会服用）。

（4）慢性移植物抗宿主病。

二、儿童时期抗肿瘤治疗会引起哪些口腔问题？

1. 化疗或造血干细胞移植可能造成的问题

（1）唾液腺功能下降，增加蛀牙的风险。

（2）低于10岁接受化疗的儿童可能出现牙齿发育缺陷，如短小、锥形牙根，牙冠大小、形态异常，牙本质、牙釉质不透明或缺损等。

因为牙齿及颌面部生长发育缓慢，所以这些问题更容易发生在儿童时期（尤其是 10 岁以前）接受长时间（几年）化疗的人身上。

2. 口腔和（或）唾液腺放疗可能造成的问题

（1）唾液腺功能可能受损，增加蛀牙的风险。

（2）小于 10 岁接受放疗（全身或头颈部局部放疗）的儿童可能出现牙齿发育缺陷，如短小、锥形牙根，牙冠大小、形态异常，牙本质、牙釉质不透明或缺损等。

（3）口干（唾液腺分泌减少引起）。

（4）味觉改变。

（5）颞下颌关节功能障碍（如张口困难、关节区域疼痛等）。

（6）牙周或牙龈疾病（通常为白血病的口腔表现，可能和放疗的关系不大）。

（7）放射性颌骨骨坏死（可能会导致牙科手术或拔牙后颌骨伤口难愈合的问题）。

三、如何处理口腔问题？

牙齿和牙龈健康对于每个人都十分重要，特别是对于那些在儿童时期接受过放疗或化疗的人。如果牙龈不健康，就会出现牙龈萎缩的现象，导致牙根暴露，久而久之会引发牙周炎，进而导致支撑牙齿的骨组织继发炎症和萎缩，最终导致牙齿松动。而正确有效的刷牙是预防牙周炎的重要举措，建议每天刷牙不少于 2 次。为了预防蛀牙、牙周疾病和其他口腔黏膜疾病的发生，每天应做好口腔护理，并定期（平均 3 ~ 6 个月）进行常规口腔检查。

如果存在牙列不齐、牙冠形态异常等影响美观及功能的问题，则需要进行牙体修复治疗及正畸治疗来纠正牙冠形态异常、牙列不齐、咬合不正常等，有时候甚至需要通过口腔颌面外科手术来纠正颌骨发育异常造成的颜面部畸形。对于形态发育异常的牙齿，可以通过树脂修复治疗来恢复牙齿正常的外形或色泽，即将一层与牙齿的颜色和质地相近的牙科树脂材料粘接在牙齿表面。

如果牙体缺损严重，就需要进行牙冠修复治疗。在进行以上所有治疗之前，口腔科医生可能会建议您进行 X 线检查，以全面评估您牙齿和牙周支撑组织的情况。

如果颌面部或颈部接受过高剂量的辐射，可能会导致张口受限，或发生瘢痕挛缩和肌肉纤维化，这时可以在口腔科医生和康复师的指导下进行肌肉功能训练。如果进行口腔科手术，术后可能会发生颌骨放射性骨坏死而导致伤口愈合困难，所以在进行此类手术之前，口腔科医生需要与放射科专家共同评估颌骨放射性骨坏死的风险。

如果您曾经接受过异基因造血干细胞移植，请告知口腔科医生，这将有助于医生关注和发现慢性移植物抗宿主病的口腔表现。

四、什么是口干？如果患有口干，应该怎么办？

口腔干燥被称为口干，经常发生在接受头部或颈部的放疗后。其他与口干相关的问题包括持续的咽喉疼痛、口腔黏膜的烧灼感、说话困难、吞咽困难、声音嘶哑和鼻黏膜干燥。口腔干燥是唾液腺功能受损、唾液减少的后果，会增加龋齿的风险。

如果有口干，需限制甜黏食物的摄入。经常补充水分或者使用人工唾液可以帮助缓解口干的症状。无糖的糖果可以刺激唾液产生。口腔科医生建议每天至少使用含氟牙膏刷 2 次牙。氟化物可促进牙齿再矿化，提高牙齿抗酸能力，从而预防龋齿的发生。在使用含氟牙膏的同时，建议定期（平均 3 ~ 6 个月）去口腔科进行涂氟等口腔预防治疗。

五、口腔治疗前需要做什么？

（1）在与口腔科医生交流时，请告知您是否接受过以下治疗或有其他健康问题：①分流术（通过手术安置的大脑引流管）；②保肢术（使用金属杆或骨移植物代替骨头）；③脾切除术（手术切除脾脏）；④曾接受大剂量辐射治疗（40～4000 cGy 或者更多）；⑤曾接受造血干细胞移植并合并慢性移植物抗宿主病；⑥正在进行放疗、化疗，或使用免疫抑制剂；⑦存在凝血异常及正在使用的抗凝血药物。

（2）在免疫异常或体内中性粒细胞水平过低的情况下，口腔治疗过程中的出血可能会增加严重感染的风险。如果存在这种情况，请在进行口腔治疗之前咨询口腔科医生是否需要使用抗生素。在口腔治疗前后预防性使用抗生素可以降低感染的风险。

六、口腔肿瘤的危险因素有哪些？

曾经在儿童时期接受过头部和颈部放疗的人，以及移植后患慢性移植物抗宿主病的人，都有患口腔肿瘤的风险。吸烟或吸烟同时喝酒会大大增加患口腔肿瘤的风险。烟草中的化学物质和酒精都可以对口腔组织造成损害，增加患口腔肿瘤的风险。人乳头瘤病毒（human papilloma virus，HPV）感染也会增加风险，某些类型的 HPV 感染与口腔癌的发生有关。如果有必要，口腔科医生会在您定期复诊时建议行口腔肿瘤相关的筛查。

七、哪些症状提示需要立即进行口腔检查？

（1）久不愈合的溃疡（通常超过 2 周），尽管没有其他明显的疼痛或不适，也应该进行口腔检查。

（2）口腔内出现持续性的疼痛，尤其是在咀嚼食物或张口时感到疼痛。

（3）牙龈容易出血，即使只是轻微的触摸或刷牙也会引起出血，可能是牙龈疾病的征兆。

（4）口腔黏膜颜色改变，如出现白斑、红斑、黑斑等。

（5）口腔黏膜出现不明原因的突起、增厚或粗糙。

（6）口腔有疼痛、压痛或麻木感。

请注意，以上症状并不一定表明存在严重的口腔问题，但口腔科医生可以帮助判断并及时处理。如果您有以上症状或其他口腔不适，建议尽快进行口腔检查以获得专业的诊断和治疗意见。

八、哪些措施可以保持口腔健康？

（1）定期进行口腔常规检查：建议至少每6个月进行一次口腔常规检查。

（2）提供抗肿瘤治疗小结：如果您曾经接受过抗肿瘤治疗，最好向口腔科医生提供一份肿瘤科医生的抗肿瘤治疗小结，以确保他们了解您的疾病史及治疗史。

（3）完善口腔肿瘤的筛查：如果您有任何提示口腔肿瘤的口腔表现，及时告知口腔科医生，以便进行必要的检查和评估。

（4）口腔影像学检查：口腔科医生结合您的临床表现和既往病史，可能会建议您进行口腔影像学检查（如 X 线或 CT 等），评估牙根和颌面部骨组织的健康状况，从而制订和调整口腔治疗计划。

（5）正确刷牙：每天至少刷牙 2 次，刷牙可以去除牙菌斑，预防蛀牙和牙周疾病的发生。

可使用含氟牙膏来预防蛀牙：3 岁以下儿童，含氟量约为 0.05%，每次约米粒大小；3 ～ 6 岁儿童，含氟量为 0.05% ～ 0.10%，每次约豌豆大小；6 岁以上儿童可使用成人含氟牙膏及成人每次用量。

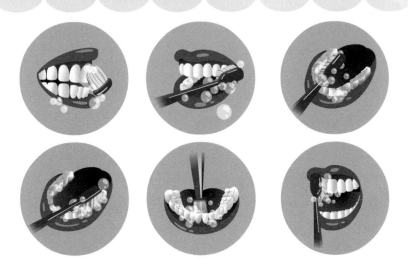

当沿着牙龈线刷牙的时候，牙刷与牙龈约呈 45°，尽可能地清洁到每颗牙的每个牙面。

用软毛的牙刷或电动牙刷刷牙。

刷舌头来保持舌黏膜表面的清洁。

（6）使用牙线：每天使用牙线 1 次或 2 次，可以清除牙齿之间的嵌塞食物及牙菌斑。使用牙线时要小心，避免对牙龈造成损伤。在免疫抑制治疗期间，应避免使用牙线。使用牙线时，可能会出现少量出血，这是正常的。但是如果出血增多、频繁或长期牙龈红肿，可能是牙龈炎导致的，应及时复诊。

（7）口腔护理：对于罹患肿瘤的儿童，为了最大限度降低抗肿瘤治疗对口腔的影响，患儿及其家长应参加口腔护理的培训；鼓励家长辅助患儿刷牙及使用牙线至少到 7 岁；治疗期间的口腔卫生要求则更为严格。

（8）补充氟制剂：口干或龋齿高危儿童可补充氟制剂，如定期涂氟、使用含氟漱口水等。

（9）补充水分、使用人工唾液：经常补充水分、使用人工唾液可以缓解口干的症状，但人工唾液通常需要处方才能购买。

（10）患者在口服药物或进食营养物质后应刷牙或至少漱口。

（11）口服药物或进食营养物质后，应刷牙或漱口，以防止食物滞留在口中。

（12）限制甜黏食物的摄入：限制富含白砂糖和碳水化合物的食物总摄入量及频率，以减少蛀牙的风险。

（13）及时复诊：如果口腔或牙龈出现任何感染的迹象，如红肿、压痛、过量出血、牙齿疼痛和(或)敏感性增加、蛀牙迅速进展等，应立即到口腔科复诊。

第二十三章

如何减少第二肿瘤的风险

在与儿童时期肿瘤做斗争之后，儿童肿瘤康复者最不想被提醒的就是继发第二肿瘤的风险。每个人患肿瘤的风险会随着年龄的增长而增加。由于抗肿瘤治疗及遗传基因改变等情况，与一般同龄人相比，儿童肿瘤康复者患第二肿瘤的风险高一些。

一、罹患第二肿瘤的高危人群有哪些？

1. 接受某些化疗药物治疗的人

一些抗肿瘤治疗药物会增加患第二肿瘤的风险。接受大剂量烷化剂（如环磷酰胺或氮芥）、表鬼臼毒素（如依托泊苷或替尼泊甘）和蒽环类药物（如阿霉素或柔红霉素）治疗的人，以及接受自体造血干细胞移植的人，罹患继发性白血病的风险高，并且一般发生在原发肿瘤治疗后的 10 年内。

2. 接受放疗的人，特别是在年轻的时候

儿童时期接受放疗的人，随着年龄的增长罹患实体瘤的风险会增加。继发实体瘤的部位有皮肤、乳房、中枢神经系统（大脑和脊髓）、甲状腺和骨头。和继发性白血病不同的是，继发性实体瘤常出现在原发肿瘤治疗 10 年之后。年幼时接受大剂量和大范围辐射治疗的儿童，患继发性实体瘤的风险会增加。

3. 有肿瘤家族史的人

大约不到 10% 的肿瘤患者本身具有遗传基因的改变（突变），这使得他们患第二肿瘤的风险增加。家族同一代年轻人中有多人患肿瘤，或者肿瘤累及成对器官（如眼睛、乳房、肾脏等）的两侧时，应高度怀疑遗传性肿瘤基因的存在。回顾一下您的家族史，如果您认为有肿瘤家族史或其他任何问题，请与医生沟通。

二、如果您是高危人群该怎么办？

建议与主管医生或肿瘤科专家一起回顾您的抗肿瘤治疗史和家族史，评估您是否有患第二肿瘤的风险。如果您是高危人群，医生会推荐早期、规律筛查，因为这有利于早期发现第二肿瘤并及时给予有效的治疗。所以，一定要完成医生为您推荐的肿瘤筛查检测。

三、检查有哪些？

所有儿童肿瘤康复者应该每年做一次全面的健康体检。医生首先会了解您抗肿瘤治疗的细节，包括化疗、放疗和手术等情况，然后评估晚期并发症的风险，制订适合您年龄、性别和治疗史的筛查评估方案。请定期随诊，这些将有利于您在早期进行诊治。

四、应该警惕哪些症状？

请务必向您的医生及时报告任何新的或持续存在的症状。您应该报告的症状包括：① 容易瘀伤或出血；② 皮肤苍白；③ 过度疲劳；④ 骨痛；⑤ 痣的变化；⑥ 伤口久不愈合；⑦ 任何部位的肿块；⑧ 吞咽困难；⑨ 排便习惯改变；⑩ 持续腹痛；⑪ 便血；⑫ 尿血；⑬ 排尿或排便困难；⑭ 持续咳嗽或声音嘶哑；⑮ 气短；⑯ 痰中带血；⑰ 口腔区域变色或口腔溃疡久不愈合；⑱ 持续头痛；⑲ 视力变化；⑳ 持续清晨呕吐。

五、如何降低患第二肿瘤的风险？

1. 避免不良的、可能致癌的习惯

儿童肿瘤康复者请勿吸烟，且尽可能避免吸入二手烟。

皮肤癌是儿童肿瘤康复者最常见的第二肿瘤之一，特别是接受过放疗的人，应格外小心，要保护皮肤免受阳光照射。日常建议使用防晒系数 15 及以上的防晒霜，穿防晒服，避免在上午 10 时到下午 2 时太阳光线最强烈的时候户外活动，避免被晒黑。

2. 适度饮酒

酗酒者尤其同时吸烟的人，罹患口腔癌、喉癌和食管癌的风险明显增加。饮酒的女性患乳腺癌的风险会增加。限制酒精的摄入可以降低这些肿瘤的风险，还可以减少其他酒精相关问题的发生，如酒精性肝病。

3. 合理饮食

限制脂肪摄入量。高脂肪饮食已被证实与几种常见肿瘤的发生有关。高脂肪饮食使患结肠癌、乳腺癌和前列腺癌的风险增加。同时，高脂肪饮食与肥胖、心脏病及其他健康问题有关。为了减少这些风险，每天的脂肪摄入量应限制在总热量的 30% 左右甚至更少。

多吃全谷物、不同种类的蔬菜和水果，因为其中富含膳食纤维。纤维可以减少废物通过肠道所需的时间。高纤维食物通常是低脂的。吃十字花科蔬菜有助于降低肿瘤风险。十字花科蔬菜包括甘蓝、西蓝花和花椰菜。这些蔬菜可以通过阻断其他食物中的化学致癌物质起到预防肿瘤的作用。十字花科蔬菜也是高纤维和低脂肪的食物，应该纳入日常饮食中。

尽量避免吃加工食品。用于保存食物的化学物质大多是致癌的，

如高盐饮食、腌制食物及含有防腐剂的食物，都会增加患胃癌和食管癌的风险。加工食物尤其是午餐肉，脂肪含量高，应该少吃。

多吃富含维生素 C 和维生素 A 的食物。动物研究结果显示，富含维生素 C 和维生素 A 的食物能减少患肿瘤的风险，尤其是胃癌和食管癌。获得这些营养素的最好方式就是摄入大量的新鲜水果和蔬菜。柑橘类水果、西瓜、十字花科蔬菜和绿叶蔬菜都富含维生素 C。维生素 A 则来源于深绿色、深黄色的蔬菜和水果。如果您饮食中维生素含量较低，可额外补充维生素，但要避免过多的补充，因为会导致严重不良反应。

4. 接种疫苗

某些肿瘤与感染有关，最常见的是肝癌和宫颈癌，分别与乙肝病毒和人乳头瘤病毒感染有关。接种疫苗可以预防致癌病毒的感染，接种前可以与医生沟通，以判断疫苗是否适合您。

从今天开始，请花时间去检查您的日常行为，争取养成良好的生活习惯，这将有助于降低继发第二肿瘤的风险。

第二十四章

抗肿瘤治疗后的心理问题

一、儿童时期抗肿瘤治疗为什么会导致心理问题？

1.诊断和治疗时期的心理问题

肿瘤的诊断和治疗对于罹患肿瘤的儿童及家长而言是痛苦的。在诊断过程中，孩子们要面对陌生、痛苦甚至恐怖的检查过程。对家长来说，等待检查结果是最难熬的，会很焦虑。这个时候，让家长了解肿瘤的治疗过程，特别是有特效的抗肿瘤治疗，一定程度上可以缓解家长的焦虑，哪怕这些治疗对孩子而言很痛苦。

由于在治疗过程中需要定期复查，以确定治疗是否有效、是否需要调整，患病的孩子和他们的家长就要经常住在医院，长时间地远离家人、朋友，无法正常上学和工作。家长关心孩子的肿瘤能否被治愈，怎样最大程度地减少孩子的痛苦，怎样充分利用每一天；孩子的兄弟姐妹也会担心，有时甚至嫉妒得了肿瘤的孩子会得到父母更多的偏爱。儿童肿瘤康复者和他们的兄弟姐妹会在意父母对自己爱得多少，并且这种想法可能长期存在。因此，罹患肿瘤的孩子、他们的父母、他们的兄弟姐妹，可能会有一些不好的情绪，如生气、孤独、悲伤、害怕。长此以往，抑郁和焦虑就会产生。

2.治疗结束之后的心理问题

对于儿童肿瘤康复者和他们的家庭来说，治疗的结束会带给他们新的感受。治疗过程中的每天都很难熬，治疗结束之后会如释重负。当然，每个人的感受不一样。有的儿童肿瘤康复者和他们的家长十分担心肿瘤复发。定期的复查甚至只是医生提到可能出现的晚期并发症都会给他们带来压力。抗肿瘤治疗相关的晚期并发症、完全与肿瘤无关的新的健康问题的出现、与患病经历相关的日期如诊断时间、治疗结束时间，以及生活上的改变如开学、跟朋友的关系恢复正常等都可能成为他们压力的来源。有的儿童肿瘤康复者会因为治疗结束感到解脱、快乐。有的会因为失去了正常的童年而伤感，或为自己活下来了而病友没能挺过来而感叹。

一些儿童肿瘤康复者会因为自己的患病经历而格外小心，家长也会尽量面面俱到地保护他们避免受伤。这些想法会导致保护欲过度的家长和日渐长大的孩子之间的关系紧张，尤其是在关乎健康的问题上。一些儿童肿瘤康复者会觉得自己战胜了疾病，无所不能，想要挑战更加困难的任务或者喜欢冒险，从而养成不健康的、有风险的习惯。

3.压力造成的应激反应

大多数情况下，儿童肿瘤康复者和家长能较好地应对压力。而有些健康问题或者日常生活相关问题带来的压力可能导致他们的情绪失控，甚至需要医疗干预。一些儿童肿瘤康复者和家长会因为想起难熬的治疗经历或者其他事情而感到高度紧张，出现典型的创伤后应激障碍，常见表现：①回想起不愉快的患病经历；②出现生理或心理上的过激反应；③尽力逃避，不让自己想起肿瘤相关的东西。通常儿童肿瘤康复者不会同时出现上述所有的表现，可能会出现一种或两种，影响正常的人际交往、学习、工作等。

当然，压力也会有积极的作用，那就是促进个人的成长。在与儿童肿瘤斗争多年后，一些儿童肿瘤康复者和家长会发现自己在人际交往、价值观等方面都有进步。这意味着这些儿童肿瘤康复者从这段难熬的经历之中得到了一些收获，这种改变称为创伤后成长。

二、出现心理问题的危险人群有哪些?

抗肿瘤治疗后抑郁和焦虑发生的危险人群如下。

（1）女性患者。

（2）青少年或青年患者。

（3）之前经历过创伤患者。

（4）儿童肿瘤诊断前存在心理健康问题或学习障碍患者。

（5）家庭、社会支持不足患者。

（6）父母有抑郁、焦虑或创伤后应激障碍病史患者。

（7）中枢神经系统（大脑或脊柱）肿瘤患者。

（8）接受针对中枢神经系统肿瘤的治疗（头部放疗、鞘内注射化疗药物）患者。

（9）骨髓移植患者。

三、什么时候寻求帮助?

当抑郁、焦虑持续2周及以上，和（或）干扰正常的家庭、学校、工作的时候，应该寻求医生的帮助，请其评估是否需要心理医生干预。由于生理上的健康问题也可导致心理问题，最好先完善检查。

1.需要医疗干预的征象

（1）食欲和体重的改变。

（2）变得爱哭或者没有办法哭出来。

（3）总是感到疲惫，没有活力。

（4）嗜睡。

（5）睡眠不佳。

（6）感到无助，想逃走、自杀。

（7）变得易怒。

（8）对以前很喜欢的活动提不起兴趣。

（9）无法控制地想起肿瘤及一些令人痛苦的事情。

（10）想到肿瘤时感到非常的恐惧、沮丧或者生气。

（11）想到肿瘤时出现一些生理反应如心率加快、呼吸急促、恶心。

（12）拒绝谈论肿瘤。

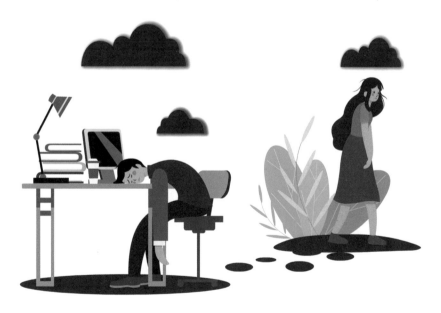

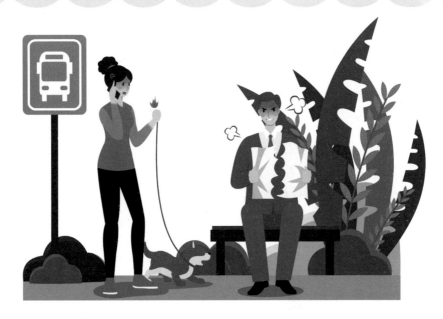

2.向您的医生坦诚您的担忧

如果您感到痛苦，请坦诚地告诉您的医生。您的苦恼可能与患病经历、对晚期并发症的担忧或者生活中的其他事情有关。向别人倾诉您的恐惧和担忧是掌控它们的第一步。除了向医生寻求帮助之外，也可以从亲朋好友或互助团体那里获得支持。这些支持可以有效地帮助您克服困难。

四、如何治疗？

抑郁、焦虑、创伤后应激障碍的治疗包括团体或个人的心理咨询以及药物治疗，这两种通常结合在一起使用。您的医生可以向您推荐合适的心理医生。

第二十五章
抗肿瘤治疗后的教育问题

抗肿瘤治疗过程较长，孩子经常缺课；针对颅内或脊髓（中枢神经系统）肿瘤浸润的预防和治疗影响孩子的学习和记忆能力，这些都会使教育进程受阻。家长和老师应该意识到抗肿瘤治疗对孩子学习的影响，密切关注他们并及时给予必要的帮助。

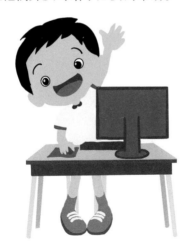

一、教育问题的高危因素有哪些？

可能增加儿童在校学业困难的因素如下。

（1）确诊肿瘤的时候年龄很小。

（2）大量或长期缺课。

（3）确诊肿瘤前有学习困难的情况。

（4）抗肿瘤治疗使精力不够。

（5）抗肿瘤治疗影响听力或视力。

（6）抗肿瘤治疗导致肢体残疾。

（7）抗肿瘤治疗中对中枢神经系统的治疗。

二、哪些类型的肿瘤容易引起学习困难？

曾患以下类型肿瘤的人可能会出现学习困难，因为他们会接受一些影响学习和记忆能力的抗肿瘤治疗。

（1）颅内肿瘤。

（2）累及眼睛和耳朵的肿瘤。

（3）急性淋巴细胞白血病。

（4）非霍奇金淋巴瘤。

三、哪些治疗会导致学习和记忆问题？

（1）大剂量静脉注射或鞘内注射氨甲蝶呤。

（2）大剂量静脉注射阿糖胞苷。

（3）顺铂或卡铂（影响听力）。

（4）颅内手术。

（5）以下部位的放疗：①颅内；②耳／颞下区（颧骨后方面中部区域）；③全身。

四、推荐完善哪些测试？

接受了以上抗肿瘤治疗的儿童，或者学习困难者，都应该接受由儿童心理学专家进行的专业测评（神经心理学测试）。这种测试包括智商、在校基本技能和更多关于处理和组织信息的内容。

即使初次神经心理学测试结果正常，家长和老师也需要持续关注儿童肿瘤康复者。如果他们在学校中有学习困难或者有下述的任何教育问题出现，则需要进一步完善神经心理学测试。另外，若学业困难出现在刚进入小学、初中、高中或大学的时候，建议再次测试。

五、可能会出现哪些教育问题？

儿童和青少年期间，大脑是持续生长发育的，结构复杂。所以，有些问题可能在治疗结束几年后才会出现。常见的问题包括：① 书写问题；② 拼音问题；③ 阅读问题；④ 词汇问题；⑤ 数学问题；⑥ 注意力问题；⑦ 按时完成任务的问题；⑧ 记忆力问题；⑨ 处理任务的问题（是否有能力完成需要多个步骤的任务）；⑩ 计划问题；⑪ 组织问题；⑫ 综合分析并提出解决方案的问题；⑬ 社交问题。

六、有哪些措施可以帮助解决学习问题？

如果学习问题确定了，家长应多与学校老师沟通，制订专属的教育计划，因材施教，最大限度地发挥学生的学习潜力。以下方法能够帮助有教育问题的儿童肿瘤康复者。

（1）座位尽量靠近教室的前方。

（2）最大限度地减少书面作业的量。

（3）使用带有录音的教材和讲义，反复学习。

（4）用电脑键盘打字，而不是手写。

（5）数学学习中使用计算器。

（6）在数学、拼音、阅读和组织能力方面提供额外帮助。

（7）在课程之间有额外的时间过渡。